国家重点研发计划（No.2020YFA0803800，No.2020YFA0803803）、
国家自然科学基金区域创新联合基金（No.U20A20345）、
中国医学科学院医学科研管理 / 代谢性心血管疾病基础与临床研究创新单元、
中国医学科学院医学与健康科技创新工程项目（2021–I2M–5–003）资助本书出版

父母：孩子最好的健康管理师

主　编——徐　明
副主编——张　霆　王　茹

科学技术文献出版社
SCIENTIFIC AND TECHNICAL DOCUMENTATION PRESS
·北京·

图书在版编目（CIP）数据

父母：孩子最好的健康管理师 / 徐明主编. —北京：科学技术文献出版社，2023.4

ISBN 978-7-5189-9960-6

Ⅰ．①父… Ⅱ．①徐… Ⅲ．①健康教育—儿童教育—家庭教育 Ⅳ．① R179 ② G78

中国版本图书馆 CIP 数据核字（2022）第 239897 号

父母：孩子最好的健康管理师

策划编辑：孔荣华 责任编辑：孔荣华 吕海茹 责任校对：王瑞瑞 责任出版：张志平

出 版 者	科学技术文献出版社
地 址	北京市复兴路15号 邮编 100038
编 务 部	（010）58882938，58882087（传真）
发 行 部	（010）58882905，58882870（传真）
邮 购 部	（010）58882873
官 方 网 址	www.stdp.com.cn
发 行 者	科学技术文献出版社发行 全国各地新华书店经销
印 刷 者	北京地大彩印有限公司
版 次	2023 年 4 月第 1 版 2023 年 4 月第 1 次印刷
开 本	787×1092 1/32
字 数	126千
印 张	7
书 号	ISBN 978-7-5189-9960-6
定 价	59.80元

编委会

主　编

徐　明　　北京大学第三医院

副主编

张　霆　　首都儿科研究所

王　茹　　上海体育学院

编　委（按姓氏拼音排序）

常佳慧　　首都儿科研究所

范东伟　　北京大学第三医院

巩纯秀　　首都医科大学附属北京儿童医院

韩彤妍　　北京大学第三医院

黄　涛　　北京大学公共卫生学院

李　进　　上海大学生命科学学院

李　茵　　北京大学基础医学院

刘衍恭　　北京大学第三医院

任　川　　北京大学第三医院

任　昀　　北京大学第三医院

宋国超　　首都儿科研究所

肖俊杰　　上海大学生命科学学院

徐顺霖　　北京大学第三医院

杨吉春　　北京大学基础医学院

姚　翔　　北京大学心理与认知科学学院

姚建新　　北京永辰医学研究院

于海奕　　北京大学第三医院

玉应香　　北京大学第三医院

岳伟华　　北京大学第六医院

张　冰　　上海交通大学系统生物医学研究院

张沙沙　　上海交通大学系统生物医学研究院

赵　威　　北京大学第三医院

郑　铭　　北京大学基础医学院

郑乐民　　北京大学基础医学院

近 10 年来全世界的超重／肥胖儿童、青少年的数量急剧增加。随着社会经济发展和生活方式的改变，我国儿童超重率和肥胖率也持续上升。2020 年发布的《中国居民营养与慢性病状况报告（2020 年）》显示，6～17 岁儿童、青少年超重率和肥胖率分别为 11.1% 和 7.9%，6 岁以下儿童超重率和肥胖率分别为 6.8% 和 3.6%。如果这一现象得不到很好的干预，预计到 2030 年，儿童肥胖人数或将超过 5000 万，且 41%～80% 的儿童肥胖可延续至成年。

研究证实，超重／肥胖会使儿童的心血管疾病、慢性代谢疾病的患病风险增高，容易出现骨科并发症、肺功能不全等健康问题。超重／肥胖儿童、青少年还面临着被歧视和自尊心、自信心受挫等负面影响。

儿童肥胖已成为当今社会紧迫的公共健康问题之一。《"健康中国 2030"规划纲要》《健康儿童行动提升计划（2021—2025）》《中国儿童发展纲要（2021—2030）》已经从国家战略角度提到要重视儿童肥胖的防控。中华医学会儿科学分会也组织各相关学科专家，制定了儿童肥胖及相关并发症的诊疗、评估与管理的专家共识和指南。

采取健康生活方式是防治肥胖最重要的举措，其中运动是重要的一环。公共卫生、营养、运动及临床医学领域专家们的大量研究已经证明，运动干预是实现超重／肥胖儿童青少年体重管理的有效手段，并且可以改善其心肺和代谢功能，有益于身心健康发展。

健康教育对促进全民健康生活方式具有十分重要的意义，当前迫切需要形成政府、社会、医院、社区、家庭、个人等多主体协同，运动干预、饮食及心理调整等多措并举的健康教育新格局。而要让儿童、青少年养成健康生活方式，父母首先要接受健康教育，身正为范，同时掌握运动等健康知识与技能，在日常生活中对孩子进行更好的陪伴与正确的指导，也有利于在家校合作模式中与老师之间的紧密配合。

本书是一本难得的健康教育科普读物。作者来自有关儿童、青少年运动与健康的诸多学科领域，他们将各自专业领域的相关基础知识和技术转化为可读性和实用性很强的科普口袋书，既坚持科学性，又力求可读性和实用性，让家长与老师既了解运动与健康的科学原理，又能直接从书中得到具体的运动锻炼方案。本书也为建立运动促进健康的家庭—学校模式提供了理论支撑和具体指导。我相信本书将对促进儿童青少年健康教育起到一定的推动作用。

韩启德　院士

前 言

代谢综合征及相关疾病已经成为一个危害儿童、青少年健康的全球性的公共卫生问题。适宜的体力活动会给机体生长发育带来有益影响。运动过少会引起骨骼肌减少症、慢性炎症、肥胖、胰岛素抵抗、免疫应答受损等危害，对儿童及青少年的心血管系统、呼吸系统、代谢系统、运动器官、神经调节系统发育造成影响。

我们汇集基础医学、临床医学、体育运动科学、公共卫生学、护理学、心理学、药理学、营养学等多领域的科学家、医生、护理专业人员与教育工作者成立项目组，参与了国家重点研发计划"运动对发育和稳态的影响"，探索促进儿童、青少年合理的运动模式。在项目实施的过程中，我们获得了北京市中关村第二小学和北京市红英小学师生的大力支持。在与体育老师和家长的互动中，我们发现父母对于如何能够成为孩子健康生活方式的倡导者都有非常清晰的目标，也非常愿意掌握更多的运动与健康知识和技能，以便在日常生活中对孩子进行更好的陪伴与引导，在家校合作模式中与老师配合得更加紧密与专业。

我们项目团队各位专家即本书各位编委，将各自专业领域的知识和技术转化为本书的一笔一划、一字一句，我们希望本书可以帮助家长们更加便捷、全面地了解运动与健康领域方面的知识，助力中小学健康教育与体育教育工作的可持续发展，为"健康中国 2030"贡献自己的力量。

目 录

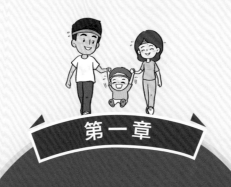

第一章

儿童和青少年运动与健康的基本概念

第一节 儿童和青少年的健康现状

对于儿童、青少年的年龄范围，不同国家、组织等定义不同。在本书中，儿童和青少年主要是指小学生、中学生和部分大学生，该年龄段的人口是我国未来社会发展的基础群体，他们的健康成长关系到未来国家建设和民族复兴的希望。根据国家统计局公布的数据估算，截至2020年，0～4岁婴幼儿约占我国人口总数5.52%，5～24岁儿童和青少年约占我国人口总数的22.93%。根据联合国2019年公布的数据显示，我国拥有数量排名世界第二的青少年群体。

在我国，社会经济模式改善和城市化的快速发展，对儿童和青少年的生活方式、身心健康都产生了显著影响。遗传倾向、不健康的生活方式（如吸烟、饮酒、缺乏身体活动、不健康的饮食等可变风险行为），以及新出现的心理健康问题和空气污染等环境风险，对健康结果都有短期和长期影响，尤其是被称为"隐形流行病"的慢性非传染性疾病，已成为威胁我国儿童和青少年健康状况的主要原因。非传染性疾病是世界上主要的死亡原因，主要包括心血管疾病、癌症、糖尿病、慢性呼吸道疾病（包括哮喘）、心理健康疾病与伤害，目前其导致的死亡人数占全球每年死亡人数的71%，约4100万人。

缺乏身体活动已成为全球范围死亡的重要危险因素，仅次于高血压、烟草使用和高血糖。

许多国家人们缺乏身体活动的情况在不断加重，并对全世界范围内人们的总体健康状况，以及心血管疾病、糖尿病和癌症等慢性病的患病率及其危险因素（如高血压、高血糖和超重等）具有重要影响。据估计，21% ~ 25%的乳腺癌和直肠癌、27%的糖尿病、30%的缺血性心脏病可以归因于缺乏身体活动。

第二节　儿童和青少年面临的健康风险

儿童和青少年面临的健康风险与遗传密切相关。产前母亲营养不良和（或）低出生体重会导致个体在晚年甚至成年期易患肥胖症、高血压、心脏病和糖尿病。

在生长发育时期面临的健康风险包括吸烟、饮酒、不健康饮食和久坐等不健康的生活方式。据估计，这些行为导致了 70% 的成年人过早死亡。

小贴士

不健康的生活方式

现代儿童、青少年的生活方式发生了由"动"到"静"的变化。

随着生活条件的日渐优越，儿童、青少年上楼乘电梯、出门以车代步、不参与家务劳动、体力劳动减少等变化，使得许多儿童、青少年的日常运动量较从前大为减少。进入信息数字化时代，电视、网络、电子游戏等成为青少年课余生活的主流休闲方式，家长也乐意让孩子多玩一些所谓开发智商的游戏，致使很多孩子户外活动和锻炼的机会越来越少，每日睡眠时间减少，久坐及视屏时间过长。这些电子设备是青少年视力、听力下降的主要原因，还容易导致青少年记忆力减退、注意力分散等问题，成为损害学生健康、荒废学业的高效"杀手"。

此外，儿童和青少年往往成为不健康产品，如烟草、酒精和高脂肪、高糖、高盐食品营销的目标人群，使儿童和青少年面临许多不利于健康的诱惑，导致许多孩子在不利于健康的饮食习惯和生活方式环境中长大。

综上因素，儿童和青少年肥胖、视力下降、贫血、营养不良、龋齿和牙周病等问题突出。

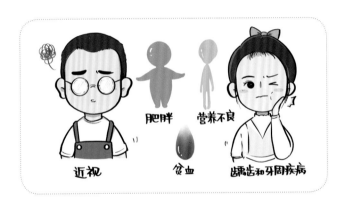

一、肥胖

能量摄入增加和消耗减少会导致营养相对过剩，表现为超重和肥胖。儿童和青少年脂肪过度蓄积一般是原发性的单纯性肥胖，往往是由于饮食的改变加上久坐的生活方式造成的，而不是由于内分泌或疾病等因素导致的。营养过剩已成为中国儿童、青少年最突出的健康问题，每 4 个城市男孩就会有 1 位是"小胖墩"。超重和肥胖可以显著增加各种慢性病的发病风险，因此超重和肥胖被称为 21 世纪严重的公共卫生挑战之一。此外，肥胖还会增加关节负担，使身体在运动时更容易受损；亦会引起自卑情绪，影响心理健康。

根据一项 42 年（1975—2016 年）的研究分析显示，全球年龄标准化的儿童和青少年肥胖患病率，女孩从 1975 年的 0.7% 增加至 2016 年的 5.6%，男孩从 1975 年的 0.9% 增加到 2016 年的 7.8%。相关研究显示，从 1985 年到 2014 年，我国中小学生的超重率从 1.1% 上升到 12.1%，肥胖率从 0.1% 上升到 7.3%。除其他因素外，糖尿病死亡率上升也与肥胖患病率的上升有关，肥胖是糖尿病的一种主要危险因素。

二、视力不良

视力不良（任一裸眼视力 < 5.0）是我国目前首要防治的学生常见病，也是全球最多见的视觉障碍。近视是视力不良的主要原因，其他原因包括远视、散光、弱视和各种眼病。

监测结果显示，2018 年全国四年级和八年级（初二）学生的视力不良检出率分别为 38.5% 和 68.8%，分别比 2015 年上升了 2.0 个和 3.5 个百分点。随着电子智能化时代来临，患有视力不良的少儿人数迅速增加，近视率居高不下，并且呈上升趋势。从 2005 年到 2014 年，7 ~ 18 岁儿童和青少年近视的全国患病率从 47% 上升到 57%，并在这个年龄段呈现出梯度式增长。除了矫正屈光不正的成本和不便外，早发性近视还可能发展成威胁视力的疾病，如近视性黄斑变性。2020 年，有 1.52 亿名 7 ~ 18 岁中国儿童和青少年视力不良，到 2030 年，这一数字预计将达到 1.80 亿人。2021 年我国已有超过六成的儿童和青少年患有近视，女生近视率高于男生，低年龄人群近视率增长尤为明显。

三、营养不良与贫血

营养是保证儿童和青少年正常生长发育的物质基础。为满足人体的正常生长发育、新陈代谢和各种活动的需要，必须从外界摄取食物以获得各种营养物质。人体的营养需要存在个体差异，与年龄、性别、生理及体力活动状况有关，也与营养成分消化、吸收、利用和体内代谢状态有关。

对儿童和青少年来说，营养供给量的基本要求应是满足生长、避免营养素缺乏。30 年前蛋白质缺乏是发展中国家儿童营养不良的主要原因。由于能量摄入不足常常是蛋白质摄入不足所导致，称蛋白质-能量营养不良（protein-energy malnutrition，PEM）。近年来的研究显示，人体微量营养素缺乏，如铁缺乏，常常同时伴有能量、蛋白质摄入不足，故能量不足时的微量营养素缺乏称为能量-微量营养素缺乏营养不良。PEM 也常伴多种微量营养素缺乏，可能导致儿童生长障碍、抵抗力下降、智力发育迟缓、学习能力下降等后果，对其成年后的健康和发展也可产生长远的不利影响。

《中国居民营养与慢性病状况报告（2020 年）》显示：2020 年全国 6 ~ 17 岁儿童、青少年生长迟缓率为 1.7%，消瘦率为 8.7%，贫血率为 6.1%。相关研究显示，微量营养素缺乏造成的发育迟缓，因饮食摄入不足和儿童期重复感染引起的贫血，对进入青少年期的孩子有着重大影响。孕期女性营养不足会影响胎儿的生长和发育潜能，增加胎儿在子宫内生长受限的风险，还会增加个体在未来生活中肥胖和其他非传染性疾病（如心血管疾病和 2 型糖尿病）的发生风险。

四、龋齿和牙周疾病

世界卫生组织确定口腔健康是人体健康的十大标准之一。龋齿对学生口腔健康的影响不容忽视，不及时治疗龋病会导致牙齿脱落（伴有剧烈疼痛），严重妨害孩子的咀嚼消化、营养吸收和日常生活。2017 年第四次中国口腔健康流行病学调查显示，5 岁儿童乳牙患龋率为 50.8%，12 岁儿童恒牙患龋率为 38.5%，15 岁青少年恒牙患龋率为 44.4%。牙龈出血和牙石等牙周疾病在儿童、青少年中的患病情况也很严重。

五、精神和神经系统疾病

除上述问题外，儿童和青少年群体中心理卫生问题非常普遍，抑郁症是最为普遍的诊断，同时也是造成自杀的重大风险因素。儿童和青少年阶段是处于自我探索和角色混乱的发育时期，成年期半数的精神障碍在 14 岁左右已经开始显现，却通常难以发现、难以得到及时治疗。女生和较高年级的学生是出现心理危机的高危人群。

焦虑和抑郁等情绪问题是最为常见的心理问题，也是少儿致残的主要原因之一。2020 年《中国国民心理健康发展报告（2019—2020）》显示，24.6% 的青少年抑郁，7.4% 的青少年重度抑郁。睡眠不足现象日渐凸显，90% 以上的学生无法做到科学研究建议的睡眠时间——小学生、初中生和高中生每天睡眠时间应分别不少于 10 小时、9 小时和 8 小时。厌学和拒学等现象备受人们关注，仅有 21% 的学生对学习持积极态度，33% 的学生对学习明确厌恶，这将会对个人和社会都产生不利后果。心理健康不仅是个体主观幸福和全面发展的基础，同时也与身体健康息息相关，二者相辅相成。青少年的心理卫生问题表现隐匿、情形严峻，应引起家长、老师和政府更高度的重视。

除了上文提到的非传染性疾病，姿势性脊柱弯曲异常和慢性疾病低龄化问题等，也在持续挑战着儿童与青少年的身体健康。同时，减少意外伤害和防治传染病的任务也十分艰巨，我国艾滋病和结核病呈现年轻化趋势。由此可见，对儿童、青少年健康问题进行干预和控制任重而道远。

第三节　健康与体质健康

一、健康的定义

2000 多年前，被称为"西方医学之父"的希波克拉底认为，身体是由血液、黏液、黄胆汁、黑胆汁 4 个系统组成的，它们各有功能并相互协调。这四个系统如果达到平衡，身体就处于健康状态；如果失去平衡就会产生各种各样的疾病。

在同一个时期，中华大地上也产生了类似的传统医学。早在先秦时期，就有了《黄帝内经》的雏形，形成了中医理论的基础。从那时到汉朝，古人经过数百年不断的整理、发展、完善，完成了传世医典《黄帝内经》。《黄帝内经》以阴阳五行为纲，非常明确地阐述了脉象、藏象、经络、病因、病机、病证、诊法等，形成了一套以人体内外统一为整体的理论体系。

1. 治病与治未病

我国医学经典《黄帝内经》提出了"圣人不治已病治未病，不治已乱治未乱，此之谓也。夫病已成而后药之，乱已成而后治之，譬犹渴而穿井，斗而铸锥，不亦晚乎"的观点。它的意思是说不仅仅要治疗已经发生的疾病，还要重视预防将要发生但还没有发生的疾病。这在医学上有两方面的意义：一方面是治病；另一方面是防病，进一步强调了防病的重要性。其思想理论与现代健康管理的思想不谋而合。

2. 生理健康、心理健康、社会关系健康

随着生产力的发展和人类社会的进步，人们对健康概念的认识也不断深化扩展。世界卫生组织成立时明确阐述：健康不仅为疾病或羸弱之消除，而系体格、精神与社会之完全健康状态及儿童之健全发育，实属基要。使能于演变不息之整个环境中融洽生活，对儿童之健全发展实为至要。世界卫生组织关于健康的这一定义，把人的健康从生物学的意义扩展到了精神和社会关系两个方面，把人的身心、家庭和社会生活的健康状态均包括在内。

1977 年，美国学者恩格尔（Engel G.L.）在著名的《科学》杂志上发表《需要新的医学模式：对生物医学的挑战》一文，标志着人类对健康概念的认识由过去注重单一的"生理健康"模式，向"生理-心理-社会适应"综合健康模式的重大转变，即认为人类健康不仅仅是指生理健康，而且还包括心理健康、社会适应良好和道德健康，是四个方面健康的有机统一。随着健康理念逐渐从医学、生物学等学科领域向生态学、地理学、社会学、经济学、系统学等其他学科渗透，其研究视野也逐渐从相对狭义的生物生命体的健康，向更广义的、非生物的复杂组织系统的健康扩展，用健康概念表达一个复杂组织系统的良好运行状态。

3. 生理健康的四个参数

生理健康也叫作躯体健康，指人体的结构完整和生理功能正常。生理健康可以通过人群研究结果，统计学方法

确定的生物参数来进行较为客观、具体的健康状态评价。例如，医学上称为四大生命体征的体温、呼吸、脉搏、血压都有客观的标准值范围。

1）人体正常腋窝体温平均为 36 ~ 37 ℃。

2）呼吸正常值（平静呼吸时）为：成人 16 ~ 20 次 /分，儿童 30 ~ 40 次 / 分。

3）正常脉搏次数为：婴幼儿 130 ~ 150 次 / 分，儿童 110 ~ 120 次 / 分，成人 60 ~ 100 次 / 分，老年人 55 ~ 75 次 / 分。正常脉搏次数与心跳次数相一致，节律均匀，间隔相等。白天由于进行各种活动，血液循环加快，因此脉搏快些，夜间活动少，脉搏慢些。

4）血压的正常值为：成人收缩压 90 ~ 139 mmHg，舒张压 60 ~ 89 mmHg；新生儿收缩压 50 ~ 60 mmHg，舒张压 30 ~ 40 mmHg。儿童、青少年高血压筛查的简化标准（公式法）：男童收缩压界值为 100+2.0× 年龄（岁）、舒张压界值为 65+ 年龄（岁），女童收缩压界值为 100+1.5× 年龄（岁）、舒张压界值为 65+ 年龄（岁）。

二、体质健康研究

我国的体质研究开始于 1979 年，首次大规模的通过 16 省市进行的"中国青少年儿童身体形态、机能与素质调查研究"，取得了重大而非常有价值的研究成果。在此基础上，体育科学领域明确中国体质学是建立在解剖学、生理学、生物化学、医学、心理学、体育学、社会学等学科基础理论上的一门综合性应用学科，将体质研究上升到理论高度而逐渐形成了一套理论体系。体质是人体的质量，它是在遗传性和获得性的基础上表现出来的人体形态结构、生理功能和心理因素综合的、相对稳定的特征。体质涵盖了五个范畴：①身体形态发育水平；②生理功能水平；③身体素质和运动能力发展水平；④心理发育（或发展）水平；⑤适应能力。

2002 年，由国家教育部、国家体育总局印发的《国家学生体质健康标准》（简称《标准》）明确提出，体质健康是对学生从身体形态、身体机能、身体素质等方面进行综合评定。体质健康的内涵是测量学生体质健康状况和锻炼效果的评价标准，体质健康是促进学生体质健康发展、激励学生积极进行身体锻炼的教育手段，是国家对不同年龄段学生体质健康方面的基本要求，是国家学生发展核心素养体系和学业质量标准的重要组成部分，是学生体质健康的个体评价标准，是与学校体育教育体系密切相关的学生身体健康概念范畴。

2014 年，教育部对《标准》进行了修订，《国家学生体质健康标准（2014 年修订）》明确提出小学、初中、高中、大学各组别的测试指标均为必测指标。其中，身体形态类中的身高、体重，身体机能类中的肺活量，以及身体素质类中的 50 米跑、坐位体前屈为各年级学生共性指标（图 1）。

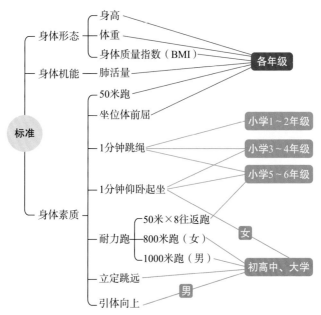

图1 《国家学生体质健康标准（2014年修订）》指标体系

1. 身体形态

用来评估身体形态发育水平的常用指标有身高、坐高、体重、身体质量指数（body mass index，BMI）、胸围、腰围、臀围、肩宽、骨盆宽、上臂围、体脂率（体内脂肪重量在总体重中所占的比例）和肩胛下皮褶厚度（肩胛骨下部脂肪厚度）等。身体形态除了主要沿着遗传潜能所决定的轨迹发展外，还会受后天疾病、营养和心理等因素的影响。

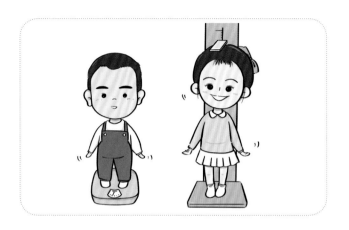

2. 身体机能

身体机能指标包括握力（通俗称为手劲儿，用握力计测得的左右手抓握力量）、肺活量、血压和脉搏等，相比形态指标更容易受运动等外环境条件的影响。

握力主要由前臂和手掌的肌肉力量决定，也能侧面反映全身力量状况和骨骼肌含量。中小学生的握力经过前期大幅提升后到达平台期，近几年各年龄组成绩趋于稳定。肺活量是反映心肺机能的重要指标。

3. 身体素质

身体素质指人体运动时表现出的速度（50 米跑、1 分钟跳绳）、力量（斜身引体、引体向上、1 分钟仰卧起坐和立定跳远）、耐力（50 米 ×8 往返跑、800 米和 1000 米跑）、柔韧性（体前屈）、灵敏性、协调性和平衡能力等，可由特定的运动项目测量。由于生理生长的特定程序，各种素质的最佳训练年龄有所不同。小学生神经系统发育快，适合进行平衡性、灵敏性、协调性和柔韧性训练；初中生肌肉系统发育完善，可以进行速度项目的正规训练；高中生心血管系统发育完善，可以开始进行力量和耐力训练。

综上所述，不管是从医学角度定义的健康，还是从体育教育对学生体质健康的评价，都要从根本上树立更加正确的健康和医疗观念。健康不仅是生理上的，而且是心理上和社会适应上的正常状况。我们追求的不仅是没有疾病，而且是全面健康。健康不仅取决于医疗，更重要的还取决于生活方式、公共卫生、社会和自然环境、经济条件及遗传基因等（图2）。

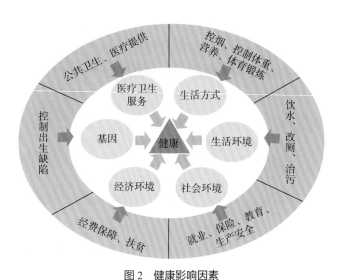

图2　健康影响因素

有研究提出，医疗在保证人们的健康方面只起 8% 的作用。这一比例虽然不一定精确，但总体来看，一个人的健康程度更多取决于非医疗因素，则是可以肯定的。所以，我们不能把健康完全寄托于医疗，不能等生病了才注意自己的健康。

虽然遗传是人的体质发展变化的先天条件，与一个人的体质强弱有重要关系，如体型、相貌、性格、机能、疾病及寿命等许多方面都与遗传有关，但遗传对体质的影响还有赖于后天的环境、营养、运动和卫生保健条件等。也就是说，体质虽受遗传因素影响，但通过后天运动和医疗保健等手段，有可能得到改善，特别是运动，它是增强体质最积极、最有效的途径。

父母是孩子的第一任老师，在培养孩子养成良好生活方式的过程中，对孩子的生活方式有着至关重要的影响，对孩子参加体育活动的态度和促进孩子健康成长至关重要。

第四节　身体活动与运动

一、身体活动类型

身体活动指由骨骼肌产生的需要消耗能量的任何身体动作。身体活动水平可以按不同类型评估，包括 4 种类型：休闲、职业、家庭和交通。

小贴士

不同类型身体活动

家庭类身体活动：在家中为完成家务（如打扫卫生、照料儿童、园艺等）而进行的身体活动。

休闲类身体活动：个人自行决定从事的非日常生活必需的身体活动。这些活动包括参与体育运动、身体素质锻炼或训练，以及诸如散步、跳舞等休闲活动。

交通类身体活动：往返各地而进行的身体活动，指行走、骑自行车等活动和轮式运动（使用非机动的带轮运动方式，如滑板车、溜冰鞋、手动轮椅等）。

职业类/工作类身体活动：有偿或志愿工作时进行的身体活动。

体现身体活动的生理指标通常以代谢当量（metabolic equivalent，MET）作为基本测量单位，分为低等强度、中等强度和高等强度 3 种。

基础代谢

基础代谢是指基础状态下的能量代谢。基础状态是指人处于清晨、清醒、静卧、未做肌肉活动，前夜睡眠良好，测试时没有精神紧张，测试前至少禁食12小时，体温正常，室内温度保持在 20 ～ 25 ℃ 的状态和环境下。

一个代谢当量等于一个人安静休息时消耗的能量，约定值为每千克体重每分钟消耗 3.5 mL 氧气 [1 MET=3.5 mL/（kg·min）]。

此外，主观疲劳感觉分级评分量表（rating of perceived exertion，RPE）通过主观的自我疲劳感受来评估运动的强度，是评价运动耐受程度的重要参考量表，数值越大，强度越高（表 1）。其数值会受到心理、情绪、环境、运动模式、年龄等因素影响。

表 1 主观疲劳感觉分级评分量表（RPE）

分级	自我疲劳感受
6	毫不费力
7	非常轻松
8	
9	很轻松
10	
11	
12	

分级	自我疲劳感受
13	有些吃力
14	
15	吃力（沉重）
16	
17	很吃力
18	
19	非常吃力
20	竭尽全力

注：空格表示介于上下二者之间。

1. 低等强度身体活动

低等强度身体活动的代谢当量为 1.5 ~ 3 MET，也就是说，能量消耗不超过休息时能量消耗的 3 倍。此类活动包括在平坦的地面缓慢地步行，站立时轻度的身体活动，如整理床铺、洗碗、演奏乐器或其他不会导致心率或呼吸频率大幅增加的活动。

2. 中等强度身体活动

中等强度身体活动是指需要适度的体力消耗，呼吸比平时较急促，心率也较快，微出汗，但仍可以轻松说话的活动，强度为 3.0 ~ 5.9 MET。从绝对量级上看，中等强度活动指能量消耗为休息时能量消耗的 3 ~ 6 倍的身体活动，相当于表 1 中的 12 ~ 14 级，如以正常的速度骑自行车、快步走和滑冰等活动。

3. 高等强度身体活动

高等强度身体活动是指需要较多的体力消耗，呼吸比平时明显急促，呼吸深度大幅增加，心率大幅增加，出汗较多，停止运动、调整呼吸后才能说话的活动。从绝对量级来看，高强度活动指的是代谢当量 ≥ 6.0 MET 的身体活动，相当于表 1 中的 15 级及其以上，如搬运重物、快速跑步、激烈打球、踢球和快速骑自行车等活动。

二、运动的定义

1. 身体活动的三个核心要素

身体活动的三个核心要素是：骨骼肌收缩，高于基础代谢水平的能量消耗，睡眠和静态行为以外的一切身体活动（不包括面部表情肌、咀嚼肌等的运动）。身体活动可以通过许多不同的方式进行：步行、骑自行车、体育运动和积极的娱乐（如舞蹈、瑜伽、太极拳）。身体活动也可以作为工作的一部分，如搬运或其他体力劳动。对于儿童和青少年，身体活动包括：做家务、休闲活动、体育运动、以健身和健康为目的的身体锻炼。如果定期进行并有足够的持续时间和强度，所有形式的身体活动都可以提供健康效益。

大量证据已经证实，儿童和青少年身体活动的总量和强度越大，就越有利于多种健康结果。增加身体活动能改善儿童和青少年的心肺机能、心血管代谢健康、肌肉骨骼健康，减轻肥胖。此外，运动对认知功能、记忆功能、执行功能和学业成绩都有积极影响；还可降低发生抑郁症的风险，以及（未患抑郁症的儿童和青少年）陷入抑郁情绪、出现抑郁症状的风险。在减轻抑郁症状方面，运动的作用可与心理和药物疗法媲美。

2020 年，世界卫生组织建议 5 ~ 17 岁的儿童和青少年：每天应当至少进行 60 分钟中等强度到高强度的身体活动，以有氧的身体活动为主；每周至少 3 天应当有高强度的有氧运动，以及加强肌肉和骨骼锻炼的活动；应限制久坐不动的时间，每次静态行为持续不超过 1 小时；观看屏幕的娱乐时间累计少于 2 小时为宜。

2. 运动的定义和特征

运动是一种有计划、有组织、重复的身体活动，其短期或长期目标是改善或维持身体健康。通过上述定义，我们可以看到：运动是身体活动的一种具体类型。与身体活动相比，运动具有 4 个特性。

事先计划：比如赛前训练计划。

重复性：比如深蹲、俯卧撑等动作练习。

目的性：比如 50 米跑进 7 秒，跳绳连续 1500 个。

系统性：比如田径项目跑步选手，除了日常跑步训练，还要辅以跑前热身、跑后拉伸、爆发力训练、核心稳定性训练等一系列配套练习。

综上所述，运动除了具备身体活动的所有要素外，还需要具有明确改善或是维持一个或者多个身体适能的目标。

三、身体适能

身体适能是身体能力的重要指标之一，通常被定义为：有能力完成比较繁重和紧张的日常工作而不感到过度疲劳，有足够的活力进行休闲享受的追求，当遇到紧急情况时能够以高水平的能力加以应对。

身体适能是一个综合的概念，与健康相关的适能包括心肺耐力、肌肉力量、肌肉耐力，以及柔韧性、身体成分；与运动技能相关的适能包括灵敏性、平衡性、协调性、爆发力、反应时间、速度。其中心肺耐力是儿童和青少年身体适能的核心要素。这些要素对于健康和运动能力的贡献各有不同。

小贴士

与身体健康相关身体适能的组成

心肺耐力：持续体力活动中循环和呼吸系统供氧的能力。

肌肉力量：肌肉最大用力能力。

肌肉耐力：肌肉在无疲劳状态下连续运动的能力。

身体成分：肌肉、脂肪、骨骼及身体其他重要组分的相对含量。

柔韧性：关节运动的有效范围。

小贴士

与运动技能相关身体适能的组成

灵敏性：快速准确改变身体空间位置的能力。

平衡性：在静止或运动中保持平衡的能力。

协调性：运用感觉，如视觉和听觉，共同协调身体完成流畅准确动作的能力。

反应时间：受到刺激与做出反应的时间。

速度：人体快速进行运动的能力，包括反应速度、动作速度和位移速度。

与身体活动一样，身体适能也可以从低到高进行评价，但不同维度的评价结果并不一致。比如，某一个人肌肉非常有力量，并不意味着其灵活性一定敏捷。

代谢性身体适能是近几年提出的新的衡量参数，主要包括血糖、血脂、血胰岛素、骨密度等。代谢性身体适能反映的是一种机能状态，它同许多慢性疾病的发生或发展直接相关。降低血脂水平、控制血糖，可减少各种因运动不足引起的疾病发生，并影响人体整体身体适能。

运动能力主要包括基本运动能力，如走、跑、跳、投、接、击打、踢、攀爬能力，涉及速度、力量、耐力、柔韧、灵敏、平衡和基本动作技能的掌握。组合动作能力的含义是核心稳定性、协调性和精准性。复杂动作能力意味着手眼协调、韵律运动、变速等。

儿童、青少年处于生命历程的关键时期，是发展健康行为的重要阶段，其健康状况和生活方式行为对成年期健康结局具有深远影响。因此，儿童、青少年时期的身体活动行为养成与可持续性尤为重要。

参考文献

[1] GUO Y, YIN X, WU H, et al.Trends in overweight and obesity among children and adolescents in China from 1991 to 2015: a meta-analysis[J].Int J Environ Res Public Health, 2019, 16（23）: 1-19.

[2] 袁金娜, 金冰涵, 斯淑婷, 等.2009 至 2019 年 6~15 岁中国儿童超重和肥胖趋势分析 [J].中华儿科杂志, 2021, 59（11）: 935-941.

[3] 陈春明.中国学龄儿童少年超重和肥胖预防与控制指南（试用）[M].北京: 人民卫生出版社, 2008: 7-9.

[4] JEBEILE H, KELLY A S, O'MALLEY G, et al.Obesity in children and adolescents: epidemiology, causes, assessment, and management[J]. Lancet Diabetes Endocrinol, 2022.10（5）: 351－365.

[5] 方建培.儿科学 [M].北京: 人民卫生出版社, 2018.

[6] 国家体育总局群体司.国家运动标准工作指导手册 [M] 北京: 人民体育出版社, 2020.

[7] 国家统计局.中国统计年鉴 2021[M].北京: 中国统计出版社, 2021.

[8] United Nations Department of Economic and Social Affairs. World Population Prospects 2019: Highlights [EB/OL]. https://population.un.org/wpp/

Download/Standard/Population/.

[9] World Health Organization. Global recommendations on physical activity for health[EB/OL]. https://www.who.int/publications/i/item/9789241599979.

[10] NCD Risk Factor Collaboration.Worldwide trends in body-mass index, underweight, overweight, and obesity from 1975 to 2016: a pooled analysis of 2416 population-based measurement studies in 128.9 million children, adolescents, and adults[J].Lancet, 2017, 390: 2627-2642.

[11] JQIAO J, WANG Y Y, LI X H, et al.A Lancet Commission on 70 years of women's reproductive, maternal, newborn, child, and adolescent health in China [J/OL].Lancet, 2021, 397: 2497-2536. https://ir.pku.edu.cn/handle/20.500.11897/618370.

[12] 苑立新.儿童蓝皮书：中国儿童发展状况报告（2020）[M].北京：社会科学文献出版社，2020.

[13] 国家卫生健康委疾病预防控制局.中国居民营养与慢性病状况报告 [M].北京：人民卫生出版社，2021.

[14] 申昆玲，黄国英.儿科学 [M].北京：人民卫生出版社，2016.

[15] 傅小兰，张侃，陈雪峰，等.中国国民心理健康发展报告（2019—2020）[M].北京：社会科学文献出版社，2021.

[16] 韩启德 . 医学的温度 [M]. 北京：商务印书馆，2020.

[17] World Health Organization. Constitution of The World Health Organization[C/OL].Geneva：World Health Organization，1946.https：//apps.who.int/ gb/bd/PDF/bd47/EN/constitution-en.pdf.1946.

[18] ENGEL G L.The need for a new medical model：a challenge for biomedicine[J/OL].Science，1977，（4286）：129-136. http：//dx.doi.org/10.1126/ science.847460.

[19] 国家教育部 . 国家学生体质健康标准（2014 年修订）[EB/OL]. [2014-07-07]. http：//www.moe.gov.cn/ s78/A17/twys_left/moe_938/moe_792/s3273/201407/ t20140708_171692.html.

[20] World Health Organization.WHO guidelines on physical activity and sedentary behaviour[EB/ OL]. https：//www.who.int/publications/i/ item/9789240015128.

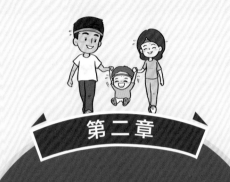

第二章

运动对儿童和
青少年健康的影响

第一节　运动与发育

人体发育是由单细胞的受精卵逐步演变成由多种组织、多个器官和系统构成有机体的复杂过程。生长及发育研究一方面涉及受精卵到成熟胎儿，以及人体从小到大、从新生到衰老过程中形态和功能的变化；另一方面则是探讨、研究人体发育的各种因素及发育异常与疾病的关系。因此，生长及发育研究涵盖从受孕到出生的产前发育，出生至 2 岁婴幼儿期，3 ~ 5 岁幼儿期，6 ~ 11 岁儿童期，青少年时期，以及成年到生命终结的全生命周期。

在生长发育过程中，不论系统的成长，还是发育的速度，在不同的年龄阶段，人的身体、认知和社会心理等层面在遵循一定规律的前提下，都会产生连续的阶段性变化。身体变化包括器官的发育、身高和体重的变化、粗大和精细运动技能的获得、感觉能力和疾病风险等方面。认知领域的变化主要包括智力、感知能力、解决问题的能力、记忆和语言能力等方面。社会心理则侧重于情感，以及与家人、同学、朋友的人际关系的变化。

这些变化之间互相关联，互相影响。一般规律都是遵循由上到下、由近到远、由粗到细、由低级到高级、由简单到复杂的规律。在此阶段，身体各系统和器官会经历不同速度的快速变化。

如体重和身长在出生后第一年为生长高峰，第 2 年以后生长速度逐渐减慢，青春期时生长速度又加快（图 3）。

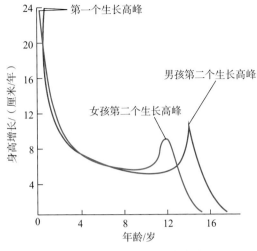

图3 0 ~ 16 岁身高增长变化

心血管系统、消化系统、运动系统发育与体格生长基本平行。神经系统在出生后 2 年内发育较快；淋巴系统在儿童期迅速生长，于青春期前达到高峰；生殖系统则发育较晚（图 4）。由此可见，人体各系统生长发育并不平衡，而且还会存在个体差异。因此，儿童和青少年阶段的生长发育期是养成良好健康素养和培养学习独立性的重要阶段。但由于其变化的复杂性和速度之快，对于儿童和青少年来说也可能存在不同的压力及挑战。父母的陪伴，并在孩子需要的时候能够给予他们可理解的、必要的健康知识非常重要和珍贵。

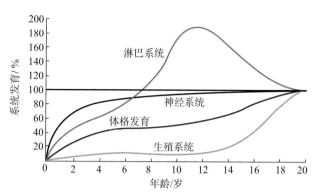

图 4　各系统发育速度与该年龄一般生长的比较

一、神经系统

神经系统是人体各系统中结构和功能最为复杂，并起主导作用的调节系统。神经系统由脑（位于颅腔内）、中枢神经系统（位于脊管内的脊髓）和遍布全身各处的周围神经系统组成（图 5）。

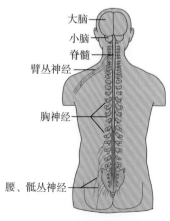

图 5　神经系统组成

人体内各系统器官在神经系统的协调控制下，完成统一的生理功能。如在跑步的时候，除了肌肉收缩外，还会同时出现呼吸加深加快、心跳加速、出汗等一系列生理变化。因此神经系统对机体生理功能活动的调节具有至关重要的作用。相较于其他动物，人类神经系统还可以对于语言、艺术、科学，以及个体和族群历史等复杂抽象信息进行学习、记忆、思考和判断，并产生心理、情绪等复杂行为反应。

相关研究发现，运动可通过提高神经可塑性、促进早期大脑通路的建立等方式，影响神经系统的发育。儿童和青少年进行积极的运动训练，不仅有助于身体健康，而且对智力和学习能力的提高，以及未来复杂技能（如认知等）的建立，也同样至关重要。在物质生活越来越丰富的今天，运动与儿童及青少年的生活却越来越远，由此带来许多问题，除儿童和青少年的肥胖率、肢体运动障碍的发病率激增以外，各种神经系统疾病的发生率也逐年提高。

1. 父母运动对胎儿神经系统发育的影响

生长发育阶段分为产前和产后两个阶段，最显著的变化发生在产前。神经系统，包括大脑，自胚胎第 18 天开始发育，并持续增长。在正常的产前发育过程中，大脑体积在妊娠晚期翻了一番。出生时，人脑神经元数量已达到 100 多亿个。新生儿脑重约 350 ~ 400 g，约为成人脑重（1500 g）的 25%。

出生后，大脑神经细胞的数量继续增加，直至 1 岁左右；神经细胞体积也不断增大。出生时的头围是产前大脑生长和发育的代表，男孩的头围中位数为 34.5 cm，女孩头围的中位数为 33.9 cm，男孩比女孩大 0.6 cm。

头围的增加可作为大脑发育的代表，在出生后的第一年表现最为显著。在出生后的前 5 年中，头围通常会增加 16 cm，其中 50% 以上是在 6 月龄时完成的，80% 以上是在 2 岁时完成的。很明显，在生命早期，神经成分的生长远远超过身体的一般生长。根据影像学数据，大脑重量在出生后的前 3 年增长最快，在 10 ~ 12 岁时达到成人值。

胎儿期，神经元的增殖分化过程伴随成熟神经元胞体的迁移、轴突生长、与靶细胞接触、突触的选择性发育等过程。此发育过程中，突触发育是具有高度可塑性的时期，可以被加强或被删除。因此，来自父母的影响，如饮食、药物、压力、运动等因素，可影响后代神经系统的发育。

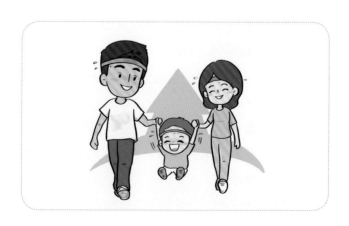

由于胎儿生活在母体中，来自父亲的影响常常被忽略。然而，有研究发现，父亲肥胖与胚胎发育和胚胎着床障碍有关，说明父亲的生活方式可对胚胎发育造成影响。

对孕母的调查显示，孕期运动可改善婴儿在童年时期的认知表现。例如，经常运动的孕母的后代，5岁时其神经发育特征（如语言技能测试、智力测试）的表现会更好，青年时期的学习成绩会更好。动物模型也显示，与不运动孕鼠相比，运动孕鼠后代神经元的增殖和存活增加，与突触可塑性和记忆过程相关的神经递质、细胞因子及其受体的合成增多，因此，后代的学习与记忆能力，以及对新奇事物的探索行为等大脑认知功能均增强。

2. 运动影响青少年中枢神经系统发育

运动是生命早期适应环境的行为，运动的学习需要多种认知功能共同参与，包括感知、行动规划等，支持运动功能的脑区也同时与认知控制有关。所以，运动的发育与未来的认知发育（如学术成就和执行力等）密不可分。运动发育障碍可导致多种涉及认知缺陷的神经发育障碍，如自闭症谱系障碍、注意缺陷/多动障碍、语言障碍等。

学龄前儿童神经细胞分化基本完成。根据最新影像学数据，大脑在出生后3年增长最快，3岁时大脑体积达到其最大体积的80%，在11岁左右达到峰值。学龄至青春期儿童脑重增加不多，但脑细胞内部的结构/功能愈加复杂化，并且效率提升，逻辑、计划和记忆力的改善是显而易见的。学龄儿童能够更好地使用大脑的左半球和右半球来计划和协调活动，这些半球控制着情绪、身体能力和智力能力的发展。从 6 岁到 12 岁，大脑关联区域的神经细胞，即感觉、运动和智力功能连接的区域，几乎全部存在髓鞘化。这种髓鞘形成有助于提高信息处理速度和缩短儿童的反应时间。负责将信息从短期记忆转移到长期记忆的海马体也显示髓鞘增加，有助于记忆功能的改善。

通过神经影像学对生命早期运动与高级脑功能的关系进行观察，发现人类和灵长类动物负责运动行为的大脑区域或直接参与运动的执行（包括步态和足部运动），或负责对运动非常重要的知觉和认知（如运动抑制和学习）。运动技能的早期习得与一系列神经网络的建立相关，运动时这些神经网络不断协调、自我整合，最终实现运动系统和认知系统的统合交联。

此外，相关研究显示，运动对于提高中枢神经系统的可塑性、促进大脑海马神经发生、降低神经异常放电性疾病的发生风险、促进神经营养因子发育等方面都有积极影响。

3. 运动影响青少年心理健康及认知水平

心理活动包括记忆、思维、想象、注意力、社会行为、性格、情绪感情等方面的交互作用，体现了中枢神经系统发育的程度。运动和健身对青少年心理健康具有重要影响。研究显示：有氧运动可以有效促进心理健康（如减轻抑郁情绪、提升社交能力等）；经常进行中低强度运动可以明显改善抑郁和多动症的各种症状。

一定强度的运动有益于培养儿童及青少年集中注意力的能力。研究显示：即使是 12 分钟的有氧运动，也可以提高孩子的选择性注意力；而经常进行运动的学生在课堂上明显更为专注。参与有组织的体育运动（如足球运动）的儿童，相比于运动较少的儿童，成年后表现出较高的创造力水平。每周至少运动 1 小时的女生，在数学和阅读方面的成绩明显优于不运动的同龄女生。而针对小学生的研究发现，运动对语言理解能力有正向影响。好的学习效果需要更好的执行能力，研究显示：有氧运动，如武术、瑜伽等，对执行功能的影响最为显著。

儿童时期是认知发展的重要敏感时期，有研究显示：学龄儿童的运动与认知表现有关。例如，进行大量有氧运动的儿童在语言、知觉、数学测试中的表现往往更好；7 ~ 12 岁进行定期运动的学龄期儿童，注意力更加集中；青春期前，甚至单次运动就可以直接改变神经元活动，从而提高学习成绩和阅读理解能力。对 120 万名青少年的有氧运动和认知能力之间的关系的评估发现，15 ~ 18 岁的青少年身体健康水平越高，认知能力越强，且 18 岁时的身体健康水平与未来的职业地位和成就呈正相关。并且，适度的有氧运动还可以改善青春期前儿童的自我控制能力、认知灵活性和短时记忆。一项前瞻性研究显示，15 ~ 25 岁时的运动水平越高，62 ~ 85 岁时的信息处理速度越快，且老年后记忆衰退速度也明显减缓，提示生命早期运动对神经系统的有益影响可以持续存在。总体来说，青少年时期的运动使大脑对认知损伤、阿尔茨海默病等的预防能力也更强。

二、心血管系统

心血管系统是由心脏、血管和其中的血液组成。血管部分又由动脉、静脉和毛细血管组成。胚胎发育过程中，心脏发育的关键时期是胚胎发育的第 2 ～ 8 周，此期间胚胎的心脏由原始心管发育为四腔心脏。因此，先天性心血管畸形的形成主要在这一时期。

1. 心血管系统的生理功能

心脏通过节律性收缩和舒张所产生的泵功能，推动血液在心血管系统内循环流动。心脏收缩时将血液射入动脉，并通过动脉系统将血液分配到全身各组织；心脏舒张时通过静脉系统使血液回流到心脏。通过血液循环，完成体内物质的运输：运送细胞新陈代谢所需要的营养物质和氧气到全身；同时，运送代谢产物和二氧化碳到排泄器官以排出体外；此外，由内分泌细胞分泌的各种激素和生物活性物质也通过血液循环运送到对应的靶细胞，实现机体的体液调节（图 6）。

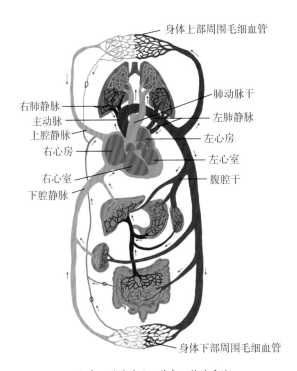

身体上部周围毛细血管

肺动脉干

右肺静脉
主动脉
上腔静脉
右心房
右心室
下腔静脉

左肺静脉
左心房
左心室
腹腔干

身体下部周围毛细血管

红色：动脉系统；蓝色：静脉系统。

图 6　心血管系统示意

心脏检查是判断心血管健康状态的重要手段。而其中心率、心律和血压是非常重要的 3 项指标。

心率是指每分钟心跳的次数。正常成人心率为 60 ~ 100 次 / 分，不同年龄阶段的平均心率有所不同：出生时平均心率约 127 次 / 分；1 月龄大时最大平均心率为 145 次 / 分；2 岁时，平均心率降至 113 次 / 分；然后随着年龄增长，心率逐渐下降，8 岁左右与成人心率保持一致。

心律指心脏跳动的节律。健康人心律均匀整齐。部分青年及儿童心律可受呼吸影响而稍有不均，表现为吸气时心率增快，呼气时心率减慢，称为窦性心律不齐。随着年龄增长，此种现象会逐渐消失，不需要进行临床干预。

血压通常指体循环动脉血压，指流动的血液对单位面积血管壁产生的作用力，即流动血液的侧压。一般以毫米汞柱（mmHg）作为动脉压的单位。在未使用降压药物的情况下，诊室收缩压≥ 140 mmHg 和（或）舒张压≥ 90 mmHg 可作为成人高血压的诊断依据。

在儿童与青少年成长阶段，血压、BMI 和血脂水平等健康因素通常随年龄、生长和发育而变化。这意味着通过单一阈值判断儿童与青少年的高血压风险是不合适的，而是应该基于标准化人群的年龄和性别的百分位数来评估。儿童高血压的诊断需根据 3 次非同日的血压水平进行，3 次收缩压和（或）舒张压均≥第 95 百分位数（P_{95}）时可诊断为高血压；但 1 次的收缩压和（或）舒张压达到中度高血压分界点时，即可诊断为高血压。儿童与青少年时期发生的高血压，以原发性高血压为主，多数表现为血压水平的轻度升高，通常没有不适感，无明显临床症状，除非定期体检时测量血压，否则不易被发现。原发性高血压的比例随着年龄而升高，青春期前后发生的高血压多为原发性。

根据 2010 年全国学生体质调研报告，我国中小学生的高血压患病率为 14.5%，男生（16.1%）高于女生（12.9%）。

儿童原发性高血压的影响因素较多，其中肥胖是关联性最高的危险因素，30%～ 40% 的儿童原发性高血压伴有肥胖；其他危险因素包括父母高血压史、低出生体重、早产、盐摄入过多、睡眠不足及体力活动缺乏等。

儿童继发性高血压的病因比较明确，如肾脏疾病、肾动脉狭窄、主动脉缩窄、内分泌疾病或药物因素等，其中肾脏疾病是继发性高血压的首位病因，占继发性高血压的80%左右。

30%～40%的儿童在被诊断为高血压的时候已经出现心血管系统损害的早期改变，以左心室构型改变为主，其他改变包括血管内膜中层增厚、大中动脉弹性降低、肾脏功能下降和眼底动脉硬化等。儿童高血压可持续至成年，在没有干预的情况下，约40%的高血压儿童发展成为成年高血压患者，且发生心血管疾病及肾脏疾病的风险明显增加。

2. 运动对心血管系统的影响

在过去的40年中，许多科学报告已经研究发现身体活动和心血管健康之间的关系。缺乏身体活动是影响心血管健康的五大主要风险因素之一。其他4个风险因素是吸烟与饮酒、饮食失衡、超重与肥胖、心理问题。

在儿童和青少年中，较高的心脏健康水平，就意味着更健康的心血管状况。运动与心血管代谢健康的关系非常明显。

定期运动不仅可以降低过早死亡率，增加运动耐力，同时也能改善相关风险因素，如减轻体重、降低高血压。运动可以降低血液中的"坏"胆固醇（低密度脂蛋白胆固醇，LDL-C）水平以及总胆固醇水平，并且可以提高"好"胆固醇（高密度脂蛋白胆固醇，HDL-C）水平。虽然锻炼对任何单一危险因素的影响通常有限，但当与其他生活方式改变，如加强营养、戒烟等相结合时，持续适度运动对整体心血管风险的影响可能是巨大的。

动脉粥样硬化是指在多种危险因素（表2）作用下，以血脂异常沉积到血管壁为主要特征的渐进性病理过程。虽然动脉粥样硬化性血管疾病导致的临床结果出现在成年人身上，但动脉粥样硬化的过程是终身的。

表2　动脉粥样硬化危险因素分类

可控危险因素		不可控危险因素
不良生活方式	饮食结构不合理：高脂肪、高热量等	遗传、性别、年龄、种族
	其他不良生活方式：吸烟、酗酒、缺乏运动等	
疾病	高脂血症、肥胖、高同型半胱氨酸血症、糖尿病、高血压、感染等	

大量研究证据表明，血管中的脂肪沉积始于儿童时期至青春期末。这说明，心肌梗死、脑卒中（中风）和周围闭塞性血管疾病的发作是30～40年前即开始的动脉粥样硬化进展的结果。此外，成年人中与冠状动脉疾病相关的危险因素，如高血压、肥胖、高脂血症等，在儿童和青少年人群中很常见，并且往往会持续到成年。1991—2015年，中国健康与营养调查显示，监测地区学龄儿童、青少年高血压患病率从1991年的8.9%上升到2015年的20.5%。

因此，促进儿童和青少年的运动习惯养成以改善早期的动脉粥样硬化过程，应被视为成人预防心血管疾病的最佳策略。更有意义的是，在整个生命周期内使用降低动脉粥样硬化风险的干预措施，比在闭塞性血管疾病出现明显临床表现后再使用干预措施更有效。因此，在这方面，养成运动习惯、食用低脂饮食、避免吸烟酗酒和减少肥胖等措施，对预防成年后出现的终身健康风险都具有积极意义。

运动能够增强心功能，改善血液循环系统功能。运动时，人体能够获得更加充足的氧气供应，使肺部血液的氧饱和度提高、全身毛细血管气体交换的氧增加，进而促进脂肪代谢、改善体质成分、增强有氧氧化能力。

多种运动类型和方式均具有改善心脏健康的作用。研究表明有氧运动及抗阻运动（利用自身体重的锻炼或器械锻炼等）均使青少年心肌健康有一定获益，可有效降低心肌损伤或缺血。与有氧运动相比，抗阻运动可以增加肌肉质量，改善葡萄糖代谢，调节心脏代谢，改善心肺耐力。肌肉质量提升对血压、血脂及炎症标志物等心脏代谢指标有益。通常肥胖和超重的儿童及青少年对有氧训练存在抵触情绪，而抗阻运动对他们可能更具吸引力。

保持长期运动习惯，可提高心输出量，降低安静心率，使体质健康情况改善的同时心脏功能得到提高。运动可以通过增强体质和降低脂肪含量来影响心血管功能和代谢水平；通过减少皮下和内脏脂肪含量，降低因过量脂肪引起的各种疾病的风险。儿童和青少年总的身体活动水平与心脏代谢危险因素呈负相关，即总的身体活动水平越低，一定范围内腰围及 BMI 越大、甘油三酯水平越高、空腹胰岛素水平越高。运动则有益于血脂异常青少年恢复到正常血脂水平。

总的来说，心血管代谢危险因素与运动有关，二者存在一定的量效关系，即运动水平越高，心血管功能和代谢健康水平越高，受益就越大。

三、呼吸系统

呼吸系统由呼吸道和肺组成（图 7）。呼吸道包括上呼吸道（由鼻、咽、喉组成）和下呼吸道（由气管、支气管和肺组成）。肺包括肺实质（由支气管树、肺泡组成）和肺间质（由结缔组织、血管、淋巴管、淋巴结和神经组成）。

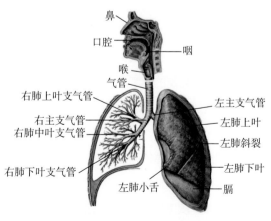

图 7　呼吸系统示意

1. 呼吸系统的生理功能

肺的主要功能是从外界环境摄取人体新陈代谢所需要的氧气（O_2），并排出代谢所产生的二氧化碳（CO_2）。因此，呼吸系统是人体维持正常新陈代谢和生命活动所必需的基本系统之一。正常人安静状态下的呼吸平稳而均匀，成人呼吸频率为 16 ～ 20 次 / 分，儿童为 30 ～ 40 次 / 分。年龄越小，呼吸频率越快。

呼吸全过程包括 3 个环节。3 个环节相互衔接并同时进行（图 8）。

第一个环节称为外呼吸，指肺毛细血管与外界环境之间的气体交换。

第二个环节为中间环节，指 O_2 和 CO_2 在血液中的运输过程。

第三个环节为内呼吸，指组织细胞与组织毛细血管之间的气体交换以及组织细胞内的氧化代谢过程，因此呼吸系统的功能与心血管系统功能紧密相连。

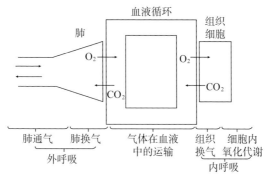

图 8　呼吸全过程示意

按照物理学原理，需要在肺泡与外界大气之间存在一定的压力差，才能实现肺通气。由于肺泡与外界大气压之间的压力差是相对恒定的，因此，呼吸肌的收缩和舒张所引起的胸廓节律性呼吸运动是实现肺通气的原动力。吸气运动使胸廓扩大，呼气运动则使胸廓缩小。

肺通气过程受呼吸肌的舒缩活动、肺和胸廓的弹性特征及气道阻力等多种因素影响。进行肺通气功能的测定可以识别是否存在肺通气功能障碍，以及导致肺通气功能下降的原因。

肺活量是指尽力吸气后从肺内所能呼出的最大气体量。因其测定方法简单，重复性好，所以是测定肺通气功能的重要常用指标，也是国家学生体质健康标准单项指标之一。肺活量有较大的个体差异，与身材大小、性别、年龄、体位和呼吸肌强弱等因素都紧密相关。正常成年男性的肺活量平均约为 3500 mL，女性约为 2500 mL。根据 2014 年《国家学生体质健康标准（2004 年修订）》，肺活量评分标准如下（表 3、表 4）。

表3 男生肺活量单项评分表

单位：mL

等级	单项评分	一年级	二年级	三年级	四年级	五年级	六年级	初一	初二	初三	高一	高二	高三	大一 大二	大三 大四
优秀	100	1700	2000	2300	2600	2900	3200	3640	3940	4240	4540	4740	4940	5040	5140
	95	1600	1900	2200	2500	2800	3100	3520	3820	4120	4420	4620	4820	4920	5020
	90	1500	1800	2100	2400	2700	3000	3400	3700	4000	4300	4500	4700	4800	4900
良好	85	1400	1650	1900	2150	2450	2750	3150	3450	3750	4050	4250	4450	4550	4650
	80	1300	1500	1700	1900	2200	2500	2900	3200	3500	3800	4000	4200	4300	4400
	78	1240	1430	1620	1820	2110	2400	2780	3080	3380	3680	3880	4080	4180	4280
	76	1180	1360	1540	1740	2020	2300	2660	2960	3260	3560	3760	3960	4060	4160
	74	1120	1290	1460	1660	1930	2200	2540	2840	3140	3440	3640	3840	3940	4040
	72	1060	1220	1380	1580	1840	2100	2420	2720	3020	3320	3520	3720	3820	3920
及格	70	1000	1150	1300	1500	1750	2000	2300	2600	2900	3200	3400	3600	3700	3800
	68	940	1080	1220	1420	1660	1900	2180	2480	2780	3080	3280	3480	3580	3680
	66	880	1010	1140	1340	1570	1800	2060	2360	2660	2960	3160	3360	3460	3560
	64	820	940	1060	1260	1480	1700	1940	2240	2540	2840	3040	3240	3340	3440
	62	760	870	980	1180	1390	1600	1820	2120	2420	2720	2920	3120	3220	3320
	60	700	800	900	1100	1300	1500	1700	2000	2300	2600	2800	3000	3100	3200

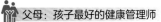
续表

单位：mL

等级	单项评分	一年级	二年级	三年级	四年级	五年级	六年级	初一	初二	初三	高一	高二	高三	大一大二	大三大四
不及格	50	660	750	840	1030	1220	1410	1600	1890	2180	2470	2660	2850	2940	3030
	40	620	700	780	960	1140	1320	1500	1780	2060	2340	2520	2700	2780	2860
	30	580	650	720	890	1060	1230	1400	1670	1940	2210	2380	2550	2620	2690
	20	540	600	660	820	980	1140	1300	1560	1820	2080	2240	2400	2460	2520
	10	500	550	600	750	900	1050	1200	1450	1700	1950	2100	2250	2300	2350

表 4　女生肺活量单项评分表

等级	单项评分	一年级	二年级	三年级	四年级	五年级	六年级	初一	初二	初三	高一	高二	高三	大一大二	大三大四
优秀	100	1400	1600	1800	2000	2250	2500	2750	2900	3050	3150	3250	3350	3400	3450
	95	1300	1500	1700	1900	2150	2400	2650	2850	3000	3100	3200	3300	3350	3400
	90	1200	1400	1600	1800	2050	2300	2550	2800	2950	3050	3150	3250	3300	3350
良好	85	1100	1300	1500	1700	1950	2200	2450	2650	2800	2900	3000	3100	3150	3200
	80	1000	1200	1400	1600	1850	2100	2350	2500	2650	2750	2850	2950	3000	3050

续表

等级	单项评分	一年级	二年级	三年级	四年级	五年级	六年级	初一	初二	初三	高一	高二	高三	大一大二	大三大四
及格	78	960	1150	1340	1530	1770	2010	2250	2400	2550	2650	2750	2850	2900	2950
	76	920	1100	1280	1460	1690	1920	2100	2300	2450	2550	2650	2750	2800	2850
	74	880	1050	1220	1390	1610	1830	2050	2200	2350	2450	2550	2650	2700	2750
	72	840	1000	1160	1320	1530	1740	1950	2100	2250	2350	2450	2550	2600	2650
	70	800	950	1100	1250	1450	1650	1850	2000	2150	2250	2350	2450	2500	2550
	68	760	900	1040	1180	1370	1560	1750	1900	2050	2150	2250	2350	2400	2450
	66	720	850	980	1110	1290	1470	1650	1800	1950	2050	2150	2250	2300	2350
	64	680	800	920	1040	1210	1380	1550	1700	1850	1950	2050	2150	2200	2250
	62	640	750	860	970	1130	1290	1450	1600	1750	1850	1950	2050	2100	2150
	60	600	700	800	900	1050	1200	1350	1500	1650	1750	1850	1950	2000	2050
不及格	50	580	680	780	880	1020	1170	1310	1460	1610	1710	1810	1910	1960	2010
	40	560	660	760	860	990	1140	1270	1420	1570	1670	1770	1870	1920	1970
	30	540	640	740	840	960	1110	1230	1380	1530	1630	1730	1830	1880	1930
	20	520	620	720	820	930	1080	1190	1340	1490	1590	1690	1790	1840	1890
	10	500	600	700	800	900	1050	1150	1300	1450	1550	1650	1750	1800	1850

2. 运动对儿童和青少年心肺健康的影响

心肺健康是青少年体质健康评价的重要内容，可反映身体活动习惯、生活方式、疾病及遗传的共同效应，也是儿童和青少年能以充沛精力投入到文化学习和日常活动的基础。大量的医学研究证明，人的运动能力与心肺健康水平和健康状况之间有着密切联系。儿童及青少年时期心肺健康与成年期心血管疾病密切相关，对高血压、糖尿病等慢性疾病具有预测作用，且与死亡率具有较强相关性。因此，提升儿童、青少年的心肺健康水平至关重要。

反映人体心肺健康水平的要素之一是心肺耐力。心肺耐力是指循环系统和呼吸系统向骨骼肌线粒体供氧以产生体力活动所需能量的能力。美国心脏协会倡导，心肺耐力是与血压、呼吸、脉搏、体温并列的第五大生命体征。

单位时间最大摄氧量是评估心肺耐力的金指标，指人体在运动中每分钟每千克体重能摄入氧气的最大体积，单位为 mL / (kg·min)。普通人的最大摄氧量通常为 40 ~ 50 mL / (kg·min)。经过较多耐力训练的人，最大摄氧量会更高，耐力运动员最大摄氧量可达到 60 mL / (kg·min) 或 70 mL / (kg·min) 以上。

心肺耐力反映了人能够持续进行身体活动的一种能力，是心脏功能、血管功能、肺功能及血液功能的综合反映。人体对氧和营养物质的运输，以及对体内代谢垃圾的清运，都依赖于心脏、肺脏和血液循环系统。身体的心脏健康、血管健康，心脏在进行泵血时就有较高的能力和效率，可以让血液循环更加畅通地到达身体各个细胞，以保障人体各项功能的良好运转。

遗传因素、年龄、性别、体力活动模式、饮食、肥胖、久坐、环境和社会经济因素等，都会对儿童、青少年的心肺耐力产生影响。

研究人员利用北爱尔兰心脏研究的数据分析发现，与足月出生的婴儿相比，即使是在妊娠 37 ～ 38 周出生的婴儿，在其 12 岁、15 岁和 22 岁时，心肺耐力减低的风险也高出 57%，这些影响与体力活动减少无关。还有研究报道，早产儿的心肺耐力比足月出生儿低约 13%，其机制尚不清楚，可能与较小的肺容量有关。

随着年龄的增长，男孩和女孩的心肺耐力增加，但女孩的增加速度较慢。无论年龄大小，以及是否校正体重和心脏大小的混杂因素，男孩的心肺耐力均高于女孩。造成这种差异的原因包括：与性别有关的肌纤维类型、氧提取或肌原纤维脂质含量的差异。

运动不仅促进青少年骨骼、肌肉生长，还能够增强心肺机能，改善血液循环系统、呼吸系统等多器官系统的功能。运动在促进心血管系统健康的同时，也促进呼吸系统健康。对 5 ～ 18 岁人群的实验性研究证明，无论男女，儿童、青少年均可通过体力活动提高心肺耐力。

不仅健康儿童的呼吸系统发育可以从运动中受益，患有呼吸系统疾病的儿童、青少年（如哮喘患儿），也可以通过适当的身体活动（活动强度、时间、类型需遵医嘱）促进其呼吸系统的康复。同时，研究发现，青少年身体活动强度对最大摄氧量和肺活量有显著影响，适当提高身体活动强度有利于青少年呼吸系统功能的改善。

四、消化系统

消化系统由消化道和消化腺两大部分组成。运动可以促进儿童、青少年消化道和消化腺的发育，如胃肠道、肝脏和胰脏等的发育。

1. 消化系统的生理功能

消化系统由消化道和消化腺组成（图9）。消化道是指从口腔、咽、食道、胃到小肠和大肠的管道。消化腺包括口腔腺、肝脏、胰脏和消化壁上的小腺体。消化系统的基本功能是摄取食物，并进行物理性和化学性消化，经消化吸收的营养物质进入血液或淋巴液滋养身体，未被吸收的食物残渣则以粪便的形式排出体外。

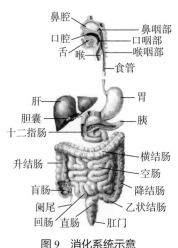

图9 消化系统示意

2. 运动对肝脏的影响

肝脏是人体最大的腺体，也是人体最大的实质性器官。年龄越小，肝脏相对越大，新生儿肝脏可占体重的 1/20。随着生长发育，肝脏占比逐渐降低，我国成人肝脏约占体重的 1/50 ～ 1/40。

肝脏的功能极其复杂。它是机体新陈代谢最活跃的器官，也是新陈代谢调节中枢，不仅参与蛋白质、脂类、糖类和维生素等物质的合成、转化与分解，还支持着造血和消化系统，同时也参与激素、药物等物质的转化和毒素的清除。肝脏还具有分泌胆汁，吞噬和防御病毒等微生物，以及在胚胎时期的造血等重要功能。

良好的肝脏系统是儿童、青少年身体健康成长的重要保障。合理的体育运动有利于儿童、青少年的肝脏系统发育，进而提高其免疫力、促进其健康成长。

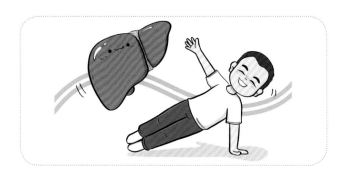

（1）运动调控肝脏功能及代谢产物

研究表明，运动对胎儿期肝脏发育有益。哈佛大学研究团队发现，妈妈在妊娠期运动能够促进胎盘分泌 SOD_3

蛋白，这种蛋白可促进肝脏代谢基因的表达，提高胎儿的肝脏代谢功能及其成年后的糖耐受能力。

人体在运动时，肌肉负荷急剧增加，肌肉组织需要葡萄糖进行快速代谢以提供能量。在这个过程中，肝脏通过分解肝糖原、脂肪组织通过脂肪动员产生大量葡萄糖，以应对骨骼肌的能量需求。研究表明，慢性有氧运动可以增强胰岛素敏感性，限制肝脏中脂肪的储存。中等强度的运动可调控血糖含量。高等强度运动会激活神经内分泌通路，促进肝糖原分解。因此，有规律的运动增加了肝糖原的储存和葡萄糖的输出功能，改善了身体维持血糖的能力。

（2）运动促进肝脏和其他脏器的交流

运动不仅能影响肝脏本身，还可以通过其他脏器分泌细胞因子（如脂联素）的方式来影响肝脏的功能和代谢，从而体现了全身性的生理调控作用。

以脂联素为例，在运动时脂联素几乎完全由脂肪细胞表达并分泌，具有胰岛素增敏、抗炎和抗动脉粥样硬化的特性，可以促进肝脏糖异生减少、肝脏脂肪酸氧化增加，防止肝脏炎症和纤维化。骨骼肌在运动时会产生一系列的细胞因子，如白细胞介素6和鸢尾素。肌肉来源的白细胞介素6能触发肝脏葡萄糖输出。

（3）运动防治青少年非酒精性脂肪肝

非酒精性脂肪肝是肥胖青少年最常见的肝脏疾病，肝脏脂肪增加与代谢综合征、胰岛素抵抗等疾病显著相关。非酒精性脂肪肝被认为是当今最常见的慢性肝脏疾病。目前对青少年非酒精性脂肪肝的诊断，通常是采用实验室生化检查、影像学检查以及血清生物标志物转氨酶等检查方法。对于青少年非酒精性脂肪肝的治疗一般推荐饮食和运动治疗。因为这两种方法不仅能治疗非酒精性脂肪肝，而且对心血管及全身组织器官发育有益，是目前青少年非酒精性脂肪肝的主要治疗方法。

非酒精性脂肪肝的表型和严重程度由遗传和环境因素决定。其严重程度由轻到重表现为孤立性肝脂肪变性、非酒精性脂肪肝、肝纤维化、肝硬化。

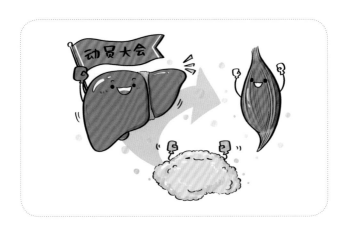

肥胖是青少年非酒精性脂肪肝的独立危险因素。肥胖可引起肝脂肪堆积，造成肝脏"脂毒性"损伤，最终导致肝脏炎症。相关研究显示，美国青少年非酒精性脂肪肝患病率为 3%～11%，亚洲及中国青少年非酒精性脂肪肝患病率分别为 6.3% 和 3.4%。然而肥胖及超重青少年非酒精性脂肪肝患病率显著增高，上升到 50%～80%。患有非酒精性脂肪肝的青少年一般都伴随代谢综合征的相关特征，会出现胰岛素抵抗、糖耐量降低甚至 2 型糖尿病。因此，预防超重 / 肥胖能有效降低青少年非酒精性脂肪肝的发生率。

大量研究表明，运动能改善肝脏脂肪变性、肝内甘油三酯含量和血浆游离脂肪酸水平，即便是短期的锻炼也有明显效果。一项研究表明，每天 60 分钟持续 7 天的运动，可引起非酒精性脂肪肝肥胖患者肝细胞凋亡标志物减少。经常运动（每周 ≥ 2 ～ 3 天）的男性，其脂肪肝患病率明显低于不运动的男性，习惯性体育活动能有效抑制肝内脂肪储存。Nobili 等人的研究证实，2 年的饮食控制和运动（45 分钟 / 天的有氧运动）能极大改善肝脏的脂肪含量和胰岛素抵抗，降低血脂和肝酶水平（ALT 和 AST）。另外一项对 26 名肥胖儿童只进行运动干预而不用限制饮食的实验证实，运动能促使肝脏脂肪含量减少 8%，肝脂肪变性（以肝脂肪含量 ≥ 9% 来定义）发生率从 34.6% 显著下降至 7.7%，并且有氧运动比阻力训练更能减少肝脏脂肪含量。

3. 运动对胰腺的影响

胰腺是人体的第二大消化腺，由外分泌部和内分泌部组成。外分泌部为腺细胞，内含多种消化酶，如蛋白酶、脂肪酶和淀粉酶等，承担分解和消化蛋白质、脂肪和糖类的作用。内分泌部为胰岛，散在于胰实质内，为许多大小不等、形状不定的细胞群，其周围有薄膜包裹。人体内拥有约 320 万个胰岛，其主要作用是调节血糖浓度。

胰岛主要由 α、β、δ 和 PP 4 种类型的细胞组成。

其中 α 细胞约占胰岛细胞总数的 20%，分布于胰岛周边，合成分泌胰高血糖素；β 细胞为胰岛的主要细胞，约占胰岛细胞的 75%，位于胰岛中央部，合成分泌胰岛素；δ 细胞散在于胰岛周边，合成分泌胰岛抑素；PP 细胞数量最少，约占胰岛细胞的 1%，可分泌胰多肽。这种组织模式表明，在产生激素的不同细胞类型之间存在复杂的相互作用。

胰腺作为哺乳动物重要的功能器官，行使营养物质代谢的外分泌功能和体内血糖平衡调节的内分泌功能。所有胰岛内分泌细胞在维持适当的血糖水平方面都起着核心作用。如果其他因素导致胰岛素绝对或相对不足，就会导致糖尿病，长期血糖升高会引发一系列代谢紊乱和多系统器官损害（图 10）。

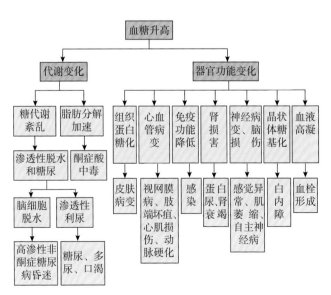

图 10　高血糖症对机体供能的影响

当今全球发病率日趋增长的糖尿病就与胰腺内分泌功能的失调相关，最显著的表现是，分泌胰岛素的胰岛 β 细胞功能损伤或丧失导致持续高血糖。在 2 型糖尿病的发生发展过程中，胰岛 β 细胞呈现进行性的损伤，包括功能障碍和细胞数量减少。

相关研究显示，长期、合理的运动可降低血浆胰岛素水平，上调胰岛素受体的数量，提高骨骼肌等组织对胰岛素的敏感性和葡萄糖的利用能力。

持续一定时间的全身肌肉运动，尤其是大肌肉的节律性运动可以提高肌肉利用脂肪酸的能力。此外，肌肉收缩需要的大量能量首先来源于内源性肌糖原，当肌肉用尽自身存储的葡萄糖时，会吸收血液中的葡萄糖来修复自身损失，于是血糖随之降低，从而减轻胰岛负担，促进胰岛功能的改善。

运动还能提高组织细胞对胰岛素的敏感性，促进全身组织比静息状态更多地摄取和利用血糖，并抑制糖原的分解和糖异生，从总体上降低血糖，也能解决组织细胞的胰岛素耐受性问题。上述两条路径分别从"开源"和"节流"的角度优化了胰岛素的产生和利用，从而促进胰岛功能改善。

总之，胰岛 β 细胞分泌胰岛素，其绝对或相对不足导致 1 型糖尿病（T1DM）和 2 型糖尿病（T2DM）的发生与发展。人类胰岛 β 细胞的增殖期时间较短，正常情况下只发生在新生儿期。而运动对胰岛 β 细胞功能具有改善作用，并可改善胰岛微环境，促进胰岛再生。一定强度的身体活动有利于 β 细胞复制的增加和死亡的减少，以及胰岛新生和胰岛细胞转分化。

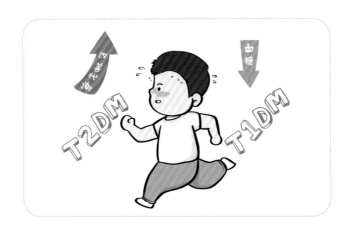

因此，促进青少年糖尿病患者胰岛 β 细胞再生非常重要。运动对受损的胰岛 β 细胞功能具有修复作用，并可改善胰岛微环境，促进胰岛再生。但此方面研究尚少，需进一步加以证实。

五、运动系统

运动系统由骨、骨连结和骨骼肌 3 种器官组成，占成人体重的 60% ～ 70%，执行支持、保护和运动功能。全身各骨以不同的形式连接构成骨骼，支持体重，保护内脏，维持体姿，赋予人体基本形态，并为骨骼肌提供了广阔的附着点。骨还是重要的造血器官，以及存储体内钙、磷等矿物质的重要载体。骨骼肌则是体内的动力装置，跨过一个或多个关节，在神经系统的支配下，收缩、牵拉其所附着的骨，以骨连结为枢纽，产生杠杆运动。骨和骨连结是运动系统的被动部分，骨骼肌则是运动系统的主动部分。因此，骨骼肌起着人体将化学能转化为动能的主导作用，是所有运动的基础。

1. 骨骼肌的生理功能

人体共有 600 多块骨骼肌，大约占体重的 40%。它主要附着在躯干和四肢的骨骼上，受人的意识支配，具有收缩的功能，与人体的运动及各种姿势的维持密切相关。

骨骼肌主要是由肌纤维和结缔组织组成（图 11）。肌纤维直径为 10 ~ 100 μm，是一种多核细胞，具有几十个甚至上百个呈扁椭圆形的细胞核。每一个肌纤维均由肌内膜包裹，多条肌纤维组成一个肌束，并且由肌束膜包裹；多个肌束组成肌肉，由肌外膜包裹。此外，肌肉中还有血管和神经组织。

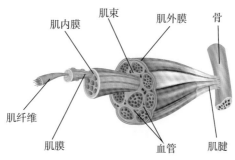

图 11　骨骼肌组织示意

肌纤维主要分为慢缩型肌纤维（Ⅰ型肌纤维）和快缩型肌纤维（Ⅱ型肌纤维）两大类（表 5）。慢缩型肌纤维主要负责在有氧运动中产生能量并影响人体耐力。快缩型肌纤维在需要力量快速爆发时，能够以无氧呼吸的方式消耗血糖和糖原，快速为人体提供能量，快缩型肌纤维主要与人体爆发力相关。

表 5 慢缩型肌纤维和快缩型肌纤维的比较

特征	慢缩型肌纤维 （Ⅰ型肌纤维）	快缩型肌纤维 （Ⅱ型肌纤维）
颜色	红色	白色
力量输出	弱	强
收缩速度	慢	快
疲劳性	不易	易
力量持续性	高	低
微血管含量	高	低
线粒体含量	高	低
肌纤维大小	偏小	偏大
代谢特征	有氧呼吸为主	糖酵解为主

骨骼肌是一种跨关节并通过肌腱附着在骨骼上的器官，在神经系统的调节下通过肌纤维的收缩与舒张引起关节活动，是人体运动的基础。肌肉锻炼能够有效维持人体内环境稳态，提供稳定的核心力量，促进骨骼强度，并对人体健康具有全面的促进作用。主动的力量训练能够有效提高骨骼肌肌纤维横截面积，改变肌纤维类型，影响肌纤维密度，升高供能底物储存量以及酶活性，提高线粒体个数及大小，提高人体血红蛋白含量及氧气的运输能力。这

些改变能够提高肌肉的耐力以及爆发力。骨骼肌与关节相连接，包裹在骨骼周围，在人体受到外力冲击时能够对骨骼提供有效的缓冲，并且保持骨骼的相对位置，是稳定关节的内应力。

此外，骨骼肌还被认为是人体的"第二心脏"，健康的骨骼肌能够为人体提供足够的收缩力，促进血液循环，帮助远端（特别是距离心脏较远的下肢和足部）静脉血回流。同时，骨骼肌作为人体糖原的重要储存器官，可以调节人体血糖的水平。

除了调节运动和代谢功能以外，骨骼肌还能够合成及分泌多种生物信号分子，是一种重要的内分泌器官。骨骼肌内分泌功能失调会引起人体稳态失衡，诱发相关疾病。

2. 儿童和青少年骨骼肌发育特征

儿童、青少年骨骼肌的生长发育具有以下几个明显特征。

（1）骨骼肌重量

在生长发育过程中，整体肌肉增长较快，但在不同阶段，生长速度是不同的。具体而言，在 8 岁以前，肌肉的增长缓慢，与出生时相比，只增长了约 2.2%（体重百分比）；从 8 ~ 12 岁起，肌肉生长速度逐步加快，这时候的肌肉含量与出生时相比，增加量约为 4.4%；15 ~ 18 岁时，肌肉的生长速度达到峰值，与出生时相比，肌肉增加量约为 19.2%；18 岁时，肌肉含量已接近成人的水平。

（2）骨骼肌数量

一般而言，出生后，肌肉的生长主要是发生在已经存在的肌肉基础上。多项研究结果已明确，肌纤维的数量在出生时就决定了，出生后肌纤维的生长只限于肌纤维长度和横切面积的增长，肌纤维数量增多不明显。

（3）骨骼肌大小

肌肉的大小在婴儿期和幼儿期与性别无关。在这个时间内，肌纤维的直径，从出生到1岁时增长75%；肌肉的大小，在1岁和5岁的时候分别占成人肌肉大小的30%和50%。

从幼儿期到青春期，肌肉的增长速度在男性和女性中差别较大，肌肉大小增长的幅度在女性中为3.5倍，在男性中为4.5倍。在这个阶段，不同部位肌肉的增长速度也是不一样的，比如，下肢肌纤维的面积增加约20倍，而上肢肌纤维增加仅7～12倍。女性的肌纤维直径在青春期达到高峰，而男性在成年早期才达到高峰。

（4）骨骼肌类型

肌纤维类型在个体间的分布差异很大。肌纤维类型的差异可能与遗传、体力活动或训练水平及性别相关。一般而言，男性从出生到7岁，慢缩型肌纤维的含量逐步增加，从10岁到35岁，慢缩型肌纤维的含量逐渐降低。在女性中，慢缩型肌纤维的百分比从青春期到青年期没有变化。

身体不同部分肌肉的发育时间也不相同。在15岁之前，肌肉外形呈现细长状，主要以纵向生长发育为主；16岁以后，肌肉的横向生长发育才逐步开始。此外，身体各部分肌肉发育呈现明显的不均衡现象，例如，躯干肌先于四肢肌，上肢肌先于下肢肌，大块肌先于小块肌发育。

（5）骨骼肌力量

男性和女性儿童期（5 ~ 7 岁）到 13 ~ 15 岁阶段，肌肉力量呈线性增加。与性别有关的肌肉力量差异大概在 10 ~ 11 岁时会出现。在 13 ~ 21 岁阶段，男孩的平均绝对肌肉力量一直高于女孩。在此之后，男性的力量增长显著加快，而女性则没有显著的力量增长。由于体重和绝对力量都在增加，在这个年龄段，力量 / 体重的比率并没有增加很多。此外，男性的膝关节伸展和肘关节弯曲分别增加了 20% 和 60%。女性在膝关节伸展方面增加了约 35%，但肘关节弯曲方面却减少了约 15%。

3. 运动对骨骼肌发育的影响

（1）运动促进肌肉的生长

肌肉的主要成分是蛋白质，肌肉处于一种动态的平衡状态，正常生理状态下，肌肉蛋白的合成速度与分解速度一致。肌肉肥大的发生，是肌肉蛋白合成速度大于分解速度的结果。由于不断地收缩刺激，骨骼肌会表现出很强的可塑性。长期的抗阻运动和充足的蛋白质膳食补充，是目前公认的促进肌肉肥大的方法。肌肉的肥大主要是指肌肉横截面积的增大与肌肉长度的增加。

（2）运动改变肌肉的类型

多项研究表明，长期的运动可以促进快速收缩肌肉类型中的糖酵解型肌肉向氧化型肌肉转变。与糖酵解型的肌肉相比，氧化型的肌肉具有更好的能量利用率、更好的抗疲劳性与更高的耐力。

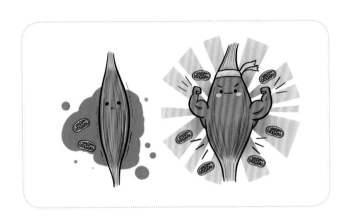

除了以上主要改变，运动还能促进和调节骨骼肌代谢，增加肌肉线粒体数量，增加脂肪酸的利用率，增强氧化代谢酶含量和活性，加快葡萄糖转运和新生血管的形成等。

运动对青少年骨骼肌发育的主要影响总结如图 12 所示。

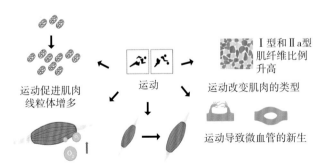

图 12　运动对青少年骨骼肌发育的影响

4. 儿童和青少年锻炼肌肉的运动方式

（1）锻炼的意义

骨骼肌的健康状况是儿童和青少年时期关键的指标，肌肉力量是肌肉发育健康程度的重要指标，是运动速度、耐力、柔韧、灵敏、平衡等综合运动能力的基础，也是其他素质能力发展的必要条件。肌肉的锻炼可以有效地增加肌肉力量，促进骨骼生长，对青少年身高有促进作用，特别是上肢和胸廓的肌肉锻炼。由于上肢和胸廓受到的重力影响较小，要注重力量训练，只有力量训练才可以对这些骨骼和肌肉产生足够的外力负荷。胸廓的生长能够为心肺生长和发育提供足够的空间。

青春期前的儿童，一定量的肌肉训练可以提高肌肉力量，但不会伴随肌肉的增长，这时期主要是对神经肌肉支配适应性的锻炼。青春期后期，肌肉的锻炼除了神经适应性提高之外，还有肌肉含量的增多。这时期处于青少年生长发育旺盛的阶段，也是训练肌肉力量的黄金时期。

肌肉训练除了增加肌肉本身的强度，也可增加关节的灵活性和稳定性。肌肉训练使神经肌肉系统、骨骼、关节和韧带能够承受更大的负荷、高强度的运动和训练，能够有效降低和防止运动损伤。

（2）锻炼的基本原则

肌肉锻炼是一个循序渐进的过程。自主锻炼肌肉不是一蹴而就的，需要长期科学的锻炼。由于青少年的平衡能力及控制身体姿势的能力需要到 7 ~ 8 岁才能稳定，力量训练应该在这个阶段之后。一般而言，5 ~ 7 岁是柔韧、神经反应和功能稳定的锻炼时期；8 ~ 10 岁是技术和精细控制锻炼的最佳时期；10 ~ 12 岁适宜进行小力量的训练；12 ~ 14 岁可以进行肌肉收缩训练；13 ~ 14 岁适宜进行心肺耐力训练；14 ~ 16 岁推荐进行大力量和爆发力的训练；17 ~ 18 岁以肌肉耐力训练为宜。

肌肉锻炼最好采用简单易行的方法，一般建议多利用体重和弹力作为阻力。儿童、青少年体质发育不成熟，不适合采用专业的推胸训练器和杠铃等方式进行力量训练，建议选择弹性绳、引体向上等作为阻力开展肌肉力量训练，可以减少受伤。

（3）锻炼时的注意事项

青少年时期骨骼系统同样处于发育成长期，这时期的骨骼钙含量较少，水分和胶质含量多，所以弹性和韧性较好，坚固性较差，锻炼不当容易引起弯曲变形。此外，需避免大负荷运动。

注重准备活动。锻炼需要先掌握技术要领，再进行力量训练。青少年控制身体和平衡能力不成熟，需要先训练动作，避免训练导致受伤。准备活动可以提高身体温度、提高神经和肌肉的兴奋性、减少运动损伤。应该把有氧训练和阻力训练相结合，达到全面锻炼的效果。制订完整的训练计划。根据个人的体质特征，选择合理的训练方式可以使训练效果更加显著。

锻炼后注意补充足够的水和适当的营养物质，为消耗的能量和物质的重建提供充足的营养需要。

第二节　运动与代谢性疾病

　　人体各种功能活动所需要的能量来源于营养物质分子中的化学能。因此，用于维持生命的一系列有序的化学反应的总称为新陈代谢，简称代谢。代谢过程是人体各组织、器官之间，人体与环境之间不断进行物质交换和转化的过程。通过体内物质不断进行分解、利用与转化，为个体生殖、发育、生长、活动和衰老提供能量。机体内的物质代谢包括合成代谢和分解代谢两个方面。

　　合成代谢是指人体利用从外界摄取的营养物质及分解代谢的部分产物，构筑和更新自身组织，并将能量储存在生物分子的结构中。

　　分解代谢是指人体分解摄入的营养物质及自身的组成成分，并释放能量用于各种功能活动和体温维持。

　　人体利用的能量来源于食物中的糖、脂肪和蛋白质结构中蕴藏的化学能。糖的主要生理功能是供给人体生命活动中所需要的能量。一般情况下，人体所需能量的50%～70%由糖的氧化分解供给。脂肪在体内的主要功能是存储和供给能量。体内脂肪约占体重的20%。一般情况下，人体所消耗的能量有30%～50%来自脂肪。蛋白质的基本组成是氨基酸。氨基酸主要功能为重新合成细胞的构成成分，以实现组织的自我更新；或用于合成酶、激素等生物活性物质。只有在特殊情况下，如长期不能进食或体力极度消耗时，人体才依靠蛋白质分解供能，以维持基本生理功能活动。

人体的能量平衡是指摄入的能量与消耗的能量之间的平衡。若在一段时间内体重保持不变，可以认为达到"平衡"状态。若摄入的食物所转化的能量少于消耗的能量，人体则需要动用存储的能源物质，因而出现体重减少。反之，则多余的能量转化为脂肪组织，体重增加。如果体重减少导致过度消瘦，则人体抵抗各种不利因素的能力降低；而体重增加导致的肥胖，会引发多种疾病，如心脑血管疾病、高脂血症、糖尿病等。

一、运动与肥胖的防治

肥胖属于慢性、易复发、进行性的疾病状态，也是复杂的社会问题。肥胖的原因是多方面的，由遗传、膳食、生活方式与行为、心理等个人因素，环境因素和社会因素等多种因素引起。其直接原因是人体能量摄入超过能量消耗，从而使多余的能量以脂肪形式贮存在人体中。肥胖是体内脂肪细胞的体积和细胞数量增加，导致体内脂肪积聚过多或局部含量增多及分布异常，体脂占体重的百分比（体脂百分比）异常高，达到危害健康程度的一种慢性代谢性疾病。超重则是体内脂肪积累过多，可能造成健康损害的一种前肥胖状态。

按照病因不同，肥胖可以分为原发性肥胖（又称单纯性肥胖）、遗传性肥胖和继发性肥胖。生命早期营养（如母亲孕期体重增加）状况、代谢和内分泌状况、膳食不合理、身体活动量不足、久坐、睡眠不足、遗传等因素是导致单纯性肥胖的重要原因。遗传性肥胖是由于遗传物质突变（如染色体缺失、基因突变）导致的肥胖，比较少见。继发性肥胖主要是由于下丘脑-垂体-肾上腺素轴发生病变、内分泌紊乱或其他疾病原因造成内分泌紊乱进而导致的肥胖。目前，儿童、青少年的肥胖，绝大多数属于单纯性肥胖。

1. 肥胖的筛查

儿童、青少年时期是人体生长发育的关键期，体型快速改变，身体各器官功能及心理、精神也处于快速发育阶段。因此，儿童、青少年肥胖的预防与筛查重在早发现、早干预。在医学上，评估肥胖程度最实用的人体测量学指标是 BMI 和腰围。

BMI 是目前国内外应用最广泛的判断肥胖与超重的指标，表示每平方米身体所包含的体重，即该面积下所涵盖身体组织的平均密度或身体匀称度。其原理是根据身高与体重的恒定关系，需正确测量身高、体重值。体重以"千克"为单位，保留小数点后 1 位，身高在测量时以"厘米"为单位，记录小数点后 1 位，计算 BMI 时转化为"米"。

$$BMI = \frac{体重（kg）}{身高（m）\times 身高（m）}$$

根据《国家学生体质健康标准（2014 年修订）》，BMI 评分标准如表 6、表 7 所示。

表 6 男生 BMI 单项评分表

单位：kg/m²

等级	单项得分	一年级	二年级	三年级	四年级	五年级	六年级	初一	初二	初三	高一	高二	高三	大学
正常	100	13.5 ~ 18.1	13.7 ~ 18.4	13.9 ~ 19.4	14.2 ~ 20.1	14.4 ~ 21.4	14.7 ~ 21.8	15.5 ~ 22.1	15.7 ~ 22.5	15.8 ~ 22.8	16.5 ~ 23.2	16.8 ~ 23.7	17.3 ~ 23.8	17.9 ~ 23.9
低体重	80	≤ 13.4	≤ 13.6	≤ 13.8	≤ 14.1	≤ 14.3	≤ 14.6	≤ 15.4	≤ 15.6	≤ 15.7	≤ 16.4	≤ 16.7	≤ 17.2	≤ 17.8
超重	80	18.2 ~ 20.3	18.5 ~ 20.4	19.5 ~ 22.1	20.2 ~ 22.6	21.5 ~ 24.1	21.9 ~ 24.5	22.2 ~ 24.9	22.6 ~ 25.2	22.9 ~ 26.0	23.3 ~ 26.3	23.8 ~ 26.5	23.9 ~ 27.3	24.0 ~ 27.9
肥胖	60	≥ 20.4	≥ 20.5	≥ 22.2	≥ 22.7	≥ 24.2	≥ 24.6	≥ 25.0	≥ 25.3	≥ 26.1	≥ 26.4	≥ 26.6	≥ 27.4	≥ 28.0

表 7　女生 BMI 单项评分表

单位：kg/m²

等级	单项得分	一年级	二年级	三年级	四年级	五年级	六年级	初一	初二	初三	高一	高二	高三	大学
正常	100	13.3 ~ 17.3	13.5 ~ 17.8	13.6 ~ 18.6	13.7 ~ 19.4	13.8 ~ 20.5	14.2 ~ 20.8	14.8 ~ 21.7	15.3 ~ 22.2	16.0 ~ 22.6	16.5 ~ 22.7	16.9 ~ 23.2	17.1 ~ 23.3	17.2 ~ 23.9
低体重	80	≤ 13.2	≤ 13.4	≤ 13.5	≤ 13.6	≤ 13.7	≤ 14.1	≤ 14.7	≤ 15.2	≤ 15.9	≤ 16.4	≤ 16.8	≤ 17.0	≤ 17.1
超重	80	17.4 ~ 19.2	17.9 ~ 20.2	18.7 ~ 21.1	19.5 ~ 22.0	20.6 ~ 22.9	20.9 ~ 23.6	21.8 ~ 24.4	22.3 ~ 24.8	22.7 ~ 25.1	22.8 ~ 25.2	23.3 ~ 25.4	23.4 ~ 25.7	24.0 ~ 27.9
肥胖	60	≥ 19.3	≥ 20.3	≥ 21.2	≥ 22.1	≥ 23.0	≥ 23.7	≥ 24.5	≥ 24.9	≥ 25.2	≥ 25.3	≥ 25.5	≥ 25.8	≥ 28.0

根据 2018 年国家卫生健康委颁布的中华人民共和国卫生行业标准《学龄儿童青少年超重与肥胖筛查》，6 ~ 18 岁人群不同性别、年龄超重和肥胖的判定标准如表 8 所示。

表8 6 ～ 18岁儿童、青少年不同性别、年龄超重与肥胖
的 BMI 筛查界值

单位：kg/m^2

年龄/岁	男生		女生	
	超重	肥胖	超重	肥胖
6.0 ～	16.4	17.7	16.2	17.5
6.5 ～	16.7	18.1	16.5	18.0
7.0 ～	17.0	18.7	16.8	18.5
7.5 ～	17.4	19.2	17.2	19.0
8.0 ～	17.8	19.7	17.6	19.4
8.5 ～	18.1	20.3	18.1	19.9
9.0 ～	18.5	20.8	18.5	20.4
9.5 ～	18.9	21.4	19.0	21.0
10.0 ～	19.2	21.9	19.5	21.5
10.5 ～	19.6	22.5	20.0	22.1
11.0 ～	19.9	23.0	20.5	22.7
11.5 ～	20.3	23.6	21.1	23.3
12.0 ～	20.7	24.1	21.5	23.9
12.5 ～	21.0	24.7	21.9	24.5
13.0 ～	21.4	25.2	22.2	25.0
13.5 ～	21.9	25.7	22.6	25.6
14.0 ～	22.3	26.1	22.8	25.9
14.5 ～	22.6	26.4	23.0	26.3
15.0 ～	22.9	26.6	23.2	26.6
15.5 ～	23.1	26.9	23.4	26.9
16.0 ～	23.3	27.1	23.6	27.1
16.5 ～	23.5	27.4	23.7	27.4
17.0 ～	23.7	27.6	23.8	27.6
17.5 ～	23.8	27.8	23.9	27.8
18.0 ～	24.0	28.0	24.0	28.0

根据研究显示，在儿童到成人过程中，倾向于维持同一水平 BMI，呈明显的轨迹性。因此，肥胖儿童可以使成年后肥胖风险增加。一项汇总了 15 项队列研究的系统综述显示，55% 的肥胖儿童会在青少年时期继续肥胖，而 80% 的肥胖青少年将会成为肥胖成人。此外，如果脂肪主要在腹壁和腹腔内蓄积，被称为中心型肥胖，是多种慢性病的最重要危险因素之一。目前公认腰围是反映衡量中心型肥胖程度的最简单、实用的指标，在儿童、青少年超重与肥胖筛查中也被广泛使用，不同性别、年龄儿童、青少年分别以腰围第 75 百分位数（P_{75}）和第 90 百分位数（P_{90}）作为儿童、青少年正常腰围高值和高腰围界值点（表 9）。

表 9　7 ~ 18 岁儿童、青少年 P_{75} 和 P_{90} 腰围值

单位：cm

年龄 / 岁	男生		女生	
	P_{75}	P_{90}	P_{75}	P_{90}
7	58.4	63.6	55.8	60.2
8	60.8	66.8	57.6	62.5
9	63.4	70.0	59.8	65.1
10	65.9	73.1	62.2	67.8
11	68.1	75.6	64.6	70.4
12	69.8	77.4	66.8	72.6
13	71.3	78.6	68.5	74.0
14	72.6	79.6	69.6	74.9
15	73.8	80.5	70.4	75.5
16	74.8	81.3	70.9	75.8

年龄/岁	男生		女生	
	P_{75}	P_{90}	P_{75}	P_{90}
17	75.7	82.1	71.2	76.0
18	76.8	83.0	71.3	76.1

2. 肥胖相关的健康风险

儿童和青少年时期，生长发育的速度加快、激素水平变化、身体活动不足等原因导致的肥胖发生率有增高趋势。儿童肥胖不仅对当前的心血管系统、呼吸系统、内分泌系统、消化系统和运动系统带来危害，而且这些健康风险还会延续至成年期，也是多种慢性病的危险因素。

研究证明，多种疾病与肥胖有关。如果患有肥胖症，则更有可能患上一种或多种疾病（表10）。因此，充分了解肥胖的相关风险并积极控制肥胖非常重要。这可以同时降低成年后患有以下多种疾病的风险。

表10 儿童肥胖相关疾病

内分泌	a）糖代谢	胰岛素抵抗、糖尿病前期（空腹血糖受损/糖耐量受损）、2型糖尿病、代谢综合征
	b）与生长和青春期有关的问题	女孩：高雄激素血症/多囊卵巢综合征、初潮早。男孩：青春期晚发、假小阴茎（隐藏阴茎）、循环雄激素减少
	c）甲状腺功能异常	

心血管	高血压、血脂异常、其他心血管风险、成人冠心病
胃肠道	非酒精性脂肪肝、脂肪性肝炎、胆汁淤积/胆石症
肺	哮喘、阻塞性睡眠呼吸暂停、肥胖低通气综合征
骨	髋内翻、股骨干骺滑脱、胫骨内翻（布朗特病）、骨折、Legg-Calve-Perthes病（儿童股骨头疾病）
神经	特发性颅内高压（大脑假瘤）
皮肤	黑棘皮病、糠疹、间擦疹
社会心理	自卑、抑郁

3. 肥胖的预防与治疗

发展更健康的行为生活方式，是肥胖和任何其他疾病预防与治疗计划的一部分。对儿童和青少年肥胖的预防，实际上要从生命的早期，即母亲怀孕阶段开始。相关研究显示，孕期增重过多会增加巨大儿及后代在儿童时期发生肥胖的风险。而母亲孕期增重过低、孩子出生后体重快速增长则与儿童时期代谢异常有关。因此，母亲从怀孕到分娩前平均体重增长控制在 12 kg 为宜，其中孕早期增重不超过 2 kg。此外，膳食摄入规律，食物品种多而分量小，减少高能量密度、高糖、高盐、高脂肪的食品摄入，足量饮水，少喝或不喝含糖饮料，合理选择零食等，都有助于减低超重或肥胖的发生风险。保持规律的身体活动则是增加能量消耗的有效手段，不仅可以促进儿童、青少年的生长发育，还有助于减少皮下脂肪和腹部脂肪的堆积，降低肥胖的发生风险。

肥胖的防治原则一般遵循常见慢性病的管理模式，以疾病的三级预防和治疗为基本原则。一级预防：针对容易发生肥胖的高危人群，通过生活方式干预，预防超重、肥胖的发生，例如，通过科普教育、改造环境，促进健康的饮食和规律运动等行为。二级预防：通过筛查，对已经确诊为超重、肥胖的个体进行评估，通过积极的生活方式干预阻止体重的进一步增加，并防止肥胖相关疾病的发生，必要时可考虑使用药物减轻体重。三级预防：采用生活方式干预、膳食管理联合减重治疗的方式，实现减轻体重或改善肥胖相关疾病、预防疾病进一步发展的目标，必要时可采用代谢性手术治疗。

综上所述，根据《中国居民肥胖防治专家共识》，儿童、青少年肥胖规范化预防与治疗流程如图 13 所示：以腰围第 90 百分位数和腰围身高比 ≥ 0.5 作为判定中心型肥胖的临界点；糖尿病前期阶段则采用空腹血糖受损和糖耐量受损两项指标作为参考依据；血脂常规测定指标则参考甘油三酯结果。

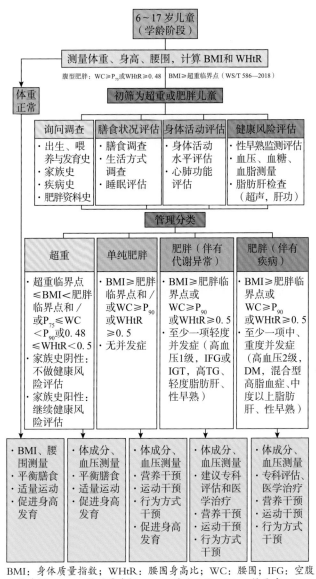

图13 6～17岁儿童肥胖规范化预防与治疗流程

BMI：身体质量指数；WHtR：腰围身高比；WC：腰围；IFG：空腹血糖受损；IGT：糖耐量受损；TG：甘油三酯；DM：糖尿病；P_{75}：第75百分位数；P_{90}：第90百分位数。

二、运动与血糖调控

1. 糖代谢

1 mol 葡萄糖完全氧化生成二氧化碳和水，可释放 2840 kJ 的能量，其中约 34% 能量转化存储于高能化合物腺苷三磷酸（ATP）中。当人体需要能量的时候，ATP 水解为腺苷二磷酸和磷酸，同时释放出能量。糖也是体内重要的碳源，其代谢的中间产物可转变为其他的含碳化合物，如非必需脂肪酸、非必需氨基酸、核苷酸等。此外，糖还参与组成糖蛋白和糖脂，调节细胞信息传递，参与构成细胞外基质等人体组织结构，形成多种生物活性物质。

人体主要从食物中获取糖类物质，主要有植物淀粉、动物糖原及麦芽糖、蔗糖、乳糖等。这些物质经过淀粉酶作用被转化成葡萄糖后，才能在小肠被消化系统吸收。转运进入细胞内的葡萄糖经历一系列复杂连锁的化学反应，涉及分解、储存、合成 3 个方面。

葡萄糖的分解代谢与存储都是在餐后比较活跃。分解主要包括无氧氧化、有氧氧化和磷酸戊糖途径（图 14）。其分解方式取决于不同类型细胞的代谢特点和供氧状况。

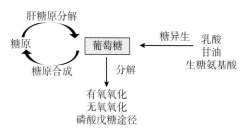

图 14 人体内葡萄糖的分解代谢

人体对能量的需求变动很大，糖的有氧氧化是糖分解供能的主要方式，绝大多数细胞都可以通过它获得能量。在肌肉组织中葡萄糖通过无氧氧化所生成的乳酸，也可以作为运动时某些组织（如心肌）的重要能源。糖的无氧氧化最主要的生理意义是不利用氧迅速提供能量，这对肌肉收缩更为重要。肌肉内 ATP 的含量很低，运动时几秒即可耗尽。葡萄糖通过有氧氧化供能的反应过程和所需要的时间相对较长，有时来不及满足需要，而通过糖无氧氧化，则可迅速得到 ATP。因此，当机体缺氧或剧烈运动肌局部血流不足时，能量主要是通过糖无氧氧化获得。

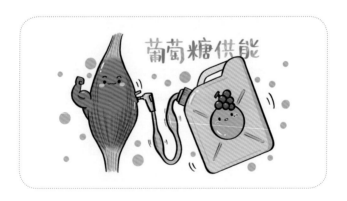

人体摄入的糖类除满足上述功能外，剩余大部分转变成脂肪存储于脂肪组织中，还有一部分用于合成糖原存储于肝脏和肌肉组织中。糖原作为葡萄糖的储备，意义在于当人体需要葡萄糖时可以迅速动用糖原以供急需，其速度优于动用脂肪。肝脏中的糖原是血糖的主要来源，对于脑、红细胞等依赖葡萄糖功能的组织非常重要。肌糖主要为肌肉收缩提供能量。

体内糖原的存储是有限的，理论上，如果没有持续补充，在 12 ～ 24 小时内肝糖原即被耗尽。但实际上，因为非糖物质，如乳酸甘油、氨基酸等可经肝脏的糖异生过程转变为葡萄糖，用以补充血糖，维持人体血糖稳定。因此，肝脏的糖异生作用主要是在饥饿或运动的时候调节血糖，也可在饥饿后的进食初期合成肝糖原，补充并恢复储备需要。肾脏也可以进行糖异生，但量非常少，主要是在长期饥饿时维持酸碱平衡。

葡萄糖的分解、存储和合成代谢，在多种激素的调控下互相协调、互相制约，以保障血糖的来源与去路保持动态平衡。血糖的水平相当恒定，正常情况下，始终维持在 3.9 ～ 6.0 mmol/L。餐后血糖来自于食物消化吸收，此时所有的去路都活跃地进行；短期饥饿的时候，血糖来自于肝糖原分解，仅用于满足基本供能需求；长期饥饿时，血糖来自非糖物质的异生，此时，除少数对于葡萄糖极为依赖的组织仍用糖能源外，其他大多数组织改用脂肪能源，以节约葡萄糖。

2. 运动与糖尿病的防治

根据世界卫生组织数据，2000—2016 年，糖尿病导致的过早死亡增加了 5%；2019 年，糖尿病是全球第九大死亡原因，估计直接造成 150 万例死亡。在未来 20 年内，预计全球受该疾病影响的人数将达到近 6 亿。中国已成为全球糖尿病患者人数最多的国家之一，其中绝大多数是由于骨骼肌、脂肪组织和肝脏胰岛素抵抗伴随胰岛素分泌缺陷所致的 2 型糖尿病患者，占总患病人数的 95% 以上。

（1）儿童、青少年糖尿病的特点

儿童及青少年糖尿病仍以 1 型糖尿病为主，约占儿童糖尿病的 85% ~ 90%。目前认为，儿童及青少年 1 型糖尿病绝大多数是自身免疫疾病，其造成的胰岛 β 细胞破坏和功能衰竭通常较难改善，其胰岛素分泌绝对不足，需要终生胰岛素替代治疗。

然而随着儿童、青少年肥胖的增多，近几年，2 型糖尿病在儿童、青少年中的发病率出现明显的上升趋势。不同于 1 型糖尿病，2 型糖尿病是多基因遗传性疾病，主要表现为胰岛素抵抗和胰岛素分泌缺陷共同致病。与正常同龄人相比，被诊断为 2 型糖尿病的儿童、青少年预计寿命将缩短 15 年，甚至会比 1 型糖尿病儿童、青少年更早出现并发症，如血脂异常、高血压、蛋白尿等。

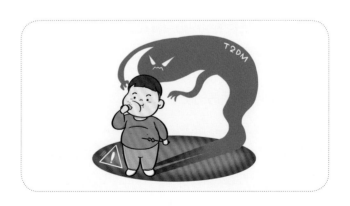

儿童糖尿病的诊断要考虑主要症状与血浆葡萄糖检

测水平。符合以下任意一条即可诊断为糖尿病：①空腹血糖 ≥ 7 mmol/L（126 mg/dL）；②口服葡萄糖糖耐量试验（OGTT）：2 小时血糖 ≥ 11.1 mmol/L（200 mg/dL）；③有糖尿病的三多一少症状（多饮、多尿、多食、体重减轻），且随机血糖 ≥ 11.1 mmol/L（200 mg/dL）；④糖化血红蛋白> 6.5%（图 15）。

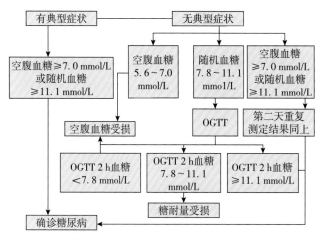

图 15 儿童、青少年糖尿病的诊断路径

空腹血糖、糖耐量受损、糖化血红蛋白

空腹血糖是指至少 8 小时没有热量摄入的血糖，如果低于 2.8 mmol/L（50 mg/dL）为低血糖。空腹血糖受损是指空腹血糖在 5.6 ~ 7.0 mmol/L（100 ~ 126 mg/dL）。

小贴士

空腹血糖、糖耐量受损、糖化血红蛋白

糖耐量受损是指以 1.75 g/kg 剂量（最大不超过 75 g）进行口服葡萄糖耐量试验，2 小时血糖水平在 7.8 ~ 11.1 mmol/L（140 ~ 200 mg/dL）。这种糖代谢异常情况为糖尿病的前期状态。

糖化血红蛋白（HbA1c）是血红蛋白与葡萄糖合成的一类血红蛋白。其生成速度取决于血糖浓度以及血糖与血红蛋白接触的时间，与血糖浓度呈正相关。因为红细胞寿命为 120 天，因此，HbA1c 的水平可反映取血前 8 ~ 12 周的平均血糖水平。

2 型糖尿病患儿的临床表现轻重不一，轻者仅有肥胖，在体检的时候才发现高血糖或尿糖阳性；重症可表现为酮症或酮症酸中毒。值得注意的是，很多患儿在开始诊断的时候是很难分型的，但不管分型如何，控制血糖都是首要目的。1 型糖尿病与 2 型糖尿病的鉴别如表 11 所示。

表 11　1 型糖尿病与 2 型糖尿病的鉴别

鉴别指标	1 型糖尿病	2 型糖尿病
发病年龄	任何年龄	多见于较大儿童
家族史	通常无家族史	常有阳性家族史
起病方式	起病急	通常起病缓慢

续表

鉴别指标	1 型糖尿病	2 型糖尿病
症状	多尿、多饮、烦渴、体重减轻、疲乏明显	较轻或无症状
营养状态	体重正常或消瘦	肥胖或超重
胰岛病理改变	有胰岛炎、胰岛 β 细胞破坏	无
免疫学指标	有自身免疫性胰岛炎，可检测到自身抗体	大部分无自身抗体阳性
遗传学改变	与人类白细胞抗原关联	与人类白细胞抗原无关联
	孪生子患病一致性 35% ~ 50%	孪生子患病一致性 95% ~ 100%
体内胰岛素 C 肽水平	分泌低平	稍低、正常或升高，高峰延迟
胰岛素抵抗相关表现	无或少见	常见
酮症倾向	常见	少见，感染、手术等应激时出现
胰岛素治疗	必须，依赖	代谢不稳定时或多年病史后胰岛素分泌减少时需要

（2）运动对糖尿病防治的作用

生活方式干预是 2 型糖尿病防治的主要方法，运动是所有糖尿病、肥胖预防和生活方式干预项目的重要组成部分。无论是有氧训练还是阻力训练，或者两者联合，均有助于调控葡萄糖代谢。此外，高强度的间歇训练也是有效的，而且还具有非常省时的额外好处。

相关研究证实，慢性耐力训练、阻力训练和（或）联合训练，通过提高人体的胰岛素敏感性，以及肌肉线粒体密度和氧化能力等作用，改善了人体的代谢能力，尤其对青年人脂质代谢和糖代谢能力调节有一定的益处，对于血压也有一定的降低作用。总体上，增加适度运动可以整体降低代谢综合征发病率，对于预防儿童、青少年体重超标和后期发生糖脂代谢紊乱疾病具有一定的作用。

糖化血红蛋白（HbA1c）水平升高是糖尿病患者血管并发症的预测指标，而定期运动（无论是单独运动还是配合饮食干预）已被证明可以降低 HbA1c 水平。在一项包括 266 名 2 型糖尿病成人患者的 9 项随机试验的荟萃分析中，患者随机接受 20 周的常规运动，以其最大有氧能力的 50% ~ 75% 进行锻炼，结果显示其 HbA1c 水平和心肺健康均有显著改善。重要的是，越剧烈的运动，糖化血红蛋白的降低幅度越大，这反映出随着运动强度的增加，血糖控制的改善程度也越大。

绝大多数关于运动对 2 型糖尿病血糖指标影响的研究，都集中在有氧运动的干预上。有氧运动包括大肌肉群连续的、有节奏的运动，如散步、慢跑和骑自行车。理想情况下，有氧运动应该每天至少持续 30 分钟，每周进行 3 ~ 7 天中度至剧烈有氧运动训练，这可提高最大心输出量，显著降低 2 型糖尿病患者的心血管疾病风险和总体死亡率风险。

运动是一种极好的非药物方法，可以减少胰岛素抵抗状态下的高血糖，其中包括肥胖和 2 型糖尿病。运动除了对葡萄糖摄取产生急性影响外，还能在停止运动后促进胰岛素敏感性的短期增加。运动产生的胰岛素增敏作用，健康人可以持续 48 小时，2 型糖尿病患者可以持续 15 小时以上。事实上，有证据表明，定期锻炼可以改善肥胖患者和 2 型糖尿病患者的血糖控制和胰岛素作用。运动所观察到的效果可能优于抗糖尿病一线药物二甲双胍。

三、运动与血脂调控

1. 脂代谢

脂代谢的核心是血脂代谢。血脂是血浆中脂质成分的总称，种类多，结构复杂。其中甘油三酯（TG）是人体的重要能源物质，胆固醇（TC）、磷脂（PL）和糖脂是生物膜的重要组分，参与细胞识别和信号传递，还是多种生物活性物质的前体。

脂质是不溶于水的大分子有机化合物，必须与血液中的载脂蛋白结合在一起形成脂蛋白，才能在血液中运输至组织细胞代谢。因此，脂蛋白是脂质成分在血液中存在、转运及代谢的形式。根据密度分类，可将脂蛋白分为乳糜微粒、极低密度脂蛋白、中间密度脂蛋白、低密度脂蛋白和高密度脂蛋白。

血脂异常通常是通过血浆脂蛋白代谢紊乱反映出来的，是指各种因素造成血浆中脂质含量增高或降低，或者载脂蛋白结构及功能异常而导致的脂蛋白含量和（或）性质发生改变。血脂水平高于正常上限即为高脂血症。

血脂异常与多种因素相关，如家族遗传史、高胆固醇、高脂饮食、超重/肥胖、糖尿病、高血压、应用影响血脂的药物、吸烟等因素。长期血脂异常可导致动脉粥样硬化，增加成人后动脉粥样硬化性相关性心血管疾病的发生概率。

血脂异常进展缓慢，常无明显进展与症状，但儿童、青少年血脂异常并不少见。2012 年，一项在全国 16 434 名 6 ～ 17 岁儿童、青少年中进行的研究发现，中国儿童、青少年的高胆固醇血症、高低密度脂蛋白胆固醇血症、低高密度脂蛋白胆固醇血症和高甘油三酯血症检出率分别为 5.4%、3.0%、13.5% 和 15.7%，血脂异常总检出率达 28.5%。血脂异常已成为影响儿童、青少年健康的重要风险因素。

儿童、青少年血脂异常主要依靠实验室检查发现，血脂异常通常包括：高胆固醇血症，高甘油三酯血症，混合型高脂血症及低高密度脂蛋白胆固醇血症。

2. 运动对脂代谢的影响

有研究表明，规律的运动训练能使血脂和脂蛋白发生有利于身体健康的积极变化。运动疗法作为防治血脂异常的安全有效的手段，与药物相比，更容易进行且不良作用更少。

规律的运动训练能促进高密度脂蛋白胆固醇（HDL-C）上升、低密度脂蛋白胆固醇（LDL-C）下降、TG 降低，改善餐后血脂分布等，最终起到调控血脂的目的。运动时间、运动量和运动强度等许多因素都会影响运动诱导的血脂变化。研究发现，在相同运动量下，运动强度越高，血脂变化越明显，HDL-C 对运动最敏感。增加有氧运动强度有利于进一步降低 LDL-C 和 TG 水平。

（1）运动促进 HDL–C 上升

HDL-C 是一种抗动脉粥样硬化的脂蛋白，可将胆固醇从肝外组织转运到肝脏进行代谢，由胆汁排出体外，其血浆含量的高低与患心血管病的风险呈负相关，也就是说，HDL-C 越高，患心血管病的风险越低。在运动训练过程中，随着能量消耗的增加，HDL-C 的变化呈上升趋势，运动量越大，HDL-C 上升越多。运动训练持续时间超过 12 周时，HDL-C 水平升高的可能性更大，也更为显著，一般在 4% ~ 22%，而绝对 HDL-C 增加更为均匀，范围在 2 ~ 8 mg/dL。如果运动训练计划较短时，HDL-C 水平通常不会发生变化。

（2）运动促进 LDL–C 下降

LDL-C 是一种强有力的冠心病风险预测因子，在饮食脂肪尤其是饱和脂肪摄入量高的人群中，会出现 LDL-C 升高。每周长跑和身体脂肪质量的减少与 LDL-C 浓度的降低显著相关。对高胆固醇血症男性（胆固醇＞ 240 mg/dL）的研究显示，随着身体活动水平的增加，LDL-C 水平降低。

（3）运动促进 TG 降低

有研究表明，运动训练会降低 TG 浓度，尤其对先前缺乏运动且 TG 基线浓度较高者，TG 水平降低明显。研究人员发现，当 TG 基线水平较低时，运动后 TG 只有轻微下降；而当 TG 基线水平较高时，运动后则有显著降低。有研究指出，在有氧运动结束 2 天后，习惯久坐的高脂血症患者的 TG 下降，而 HDL-C 增加约 14%。

（4）有氧运动改善餐后血脂分布

餐后血脂在脂质代谢中意义重大，尤其在预测心血管危险因素方面，如餐后 TG 浓度比空腹 TG 浓度更能预测心血管事件。另有研究人员观察到，有氧运动的餐后血脂反应不仅在急性期训练后立即发生，而且可持续到第二天。在降低非空腹 TG 水平方面，持续有氧运动和单次运动都有效。有研究报道，短短 4 天的运动可以导致餐后脂质分布的显著积极变化。因此，有氧运动确实会影响餐后血脂分布。

四、运动与代谢综合征的防治

代谢综合征是由肥胖、高血糖、高血压及血脂异常等集结发病的一组临床症候群，其发病与生活方式密切相关，是心脑血管疾病等许多重大非传染性疾病的共同病理基础和早期阶段。据估计，全世界 20% ~ 25% 的成年人患有代谢综合征，与无代谢综合征的人相比，他们死于心脏病或脑卒中的可能性更高，其患 2 型糖尿病的风险要高出 5 倍。

虽然代谢综合征的发病机制尚不完全清楚，但最近的数据表明，肥胖、胰岛素抵抗和炎症之间的相互作用，在代谢综合征的发展中起着关键作用。

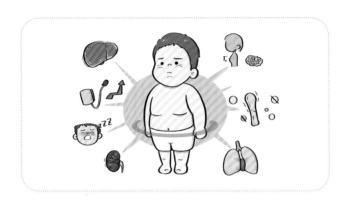

随着全球儿童中肥胖率的增加，儿童代谢综合征的发病率也逐年增高。2002 年,《中国居民营养与健康状况调查》显示，代谢综合征患病率为 3.7%，正常体重、超重和肥胖儿童中分别为 2.3%、23.4%、35.2%。其中，96% 的肥胖儿童有 1 项代谢综合征组分异常；74.1% 的肥胖儿童有 2 项及以上代谢综合征组分异常。

1. 儿童、青少年代谢综合征的定义

（1）≥ 10 岁儿童、青少年代谢综合征的定义及诊断建议

中心性肥胖：腰围≥同年龄同性别儿童腰围的第 90 百分位数（P_{90}），为诊断儿童、青少年代谢综合征的基本和必备条件，同时需具备至少下列 2 项。

1）高血糖：① 空腹血糖受损（空腹血糖 ≥ 5.6 mmol/L）；②或糖耐量受损（口服葡萄糖耐量试验 2 小时血糖 ≥ 7.8 mmol/L，但 < 11.1 mmol/L）；③或 2 型糖尿病。

2）高血压：收缩压≥同年龄同性别儿童血压的第95百分位数（P_{95}），或舒张压≥同年龄同性别儿童血压的第95百分位数（P_{95}）。

3）低高密度脂蛋白胆固醇（HDL-C < 1.03 mmol/L）或高非高密度脂蛋白胆固醇（non-HDL-C ≥ 3.76 mmol/L）。

4）高甘油三酯（TG ≥ 1.47 mmol/L）。

中心性肥胖的简易识别方法：建议应用腰围身高比（WHtR）作为筛查指标。WHtR切点：男童0.48，女童0.46。

儿童和青少年高血压的快速筛查方法：舒张压高于65＋年龄（岁）；收缩压男孩高于100＋2.0×年龄（岁）、女孩高于100＋1.5×年龄（岁）。

（2）6岁≤年龄＜10岁儿童代谢综合征风险因素

6岁≤年龄＜10岁的儿童，身体发育会导致生理变化快，不宜轻易诊断代谢综合征。然而，近期临床研究发现，该组肥胖儿童已经暴露多项代谢异常。以下指标对判断是否具有心血管疾病危险因素具有参考价值。

1）肥胖：BMI≥同年龄同性别儿童BMI的第95百分位数（P_{95}）或腰围≥同年龄同性别儿童腰围的第95百分位数（P_{95}）。

2）高血压：血压≥同年龄同性别儿童血压的第95百分位数（P_{95}）。

3）脂代谢紊乱：①低高密度脂蛋白胆固醇（HDL -C < 1.03 mmol/L）；②高非高密度脂蛋白胆固醇（non-

HDL-C ≥ 3.76 mmol/L）；③ 高甘油三酯（TG ≥ 1.47 mmol/L）。

4）高血糖：空腹血糖 ≥ 5.6 mmol/L，建议行口服葡萄糖耐量试验，以便及时发现是否存在糖耐量受损或 2 型糖尿病。

对于存在多项代谢异常的儿童（6 岁 ≤ 年龄 < 10 岁），应警惕代谢综合征的可能，及早进行干预。

2. 代谢综合征常见并发症

（1）儿童非酒精性脂肪肝病

儿童非酒精性脂肪肝病（non-alcoholic fatty liver disease，NAFLD）是指年龄在 18 周岁以下的儿童及青少年肝脏慢性脂肪变性累及 5% 以上肝脏细胞，并排除饮酒及其他明确致病因素导致肝脏慢性脂肪沉积的临床病理综合征，是与胰岛素抵抗和遗传易感性密切相关的代谢应激性肝损伤。

近年来，NAFLD 已超越乙型肝炎，成为我国最常见的肝脏疾病。肥胖是儿童 NAFLD 的独立危险因素，中国儿童的 NAFLD 患病率为 3.4%。在肥胖及超重儿童中，NAFLD 患病率显著增高，为 50% ~ 80%，并成为儿童慢性肝病的常见原因。已有研究证实，NAFLD 不仅是一种肝脏疾病，也是其他代谢紊乱相关疾病（如心血管疾病、2 型糖尿病等）的有效预测因子。NAFLD 儿童动脉粥样硬化性疾病的发病率为非 NAFLD 儿童的 6 倍。儿童肝脏脂肪变性会进一步增加胰岛素抵抗和糖代谢异常的风险，从而形成恶性循环。一项纳入 1 025 796 名青少年的研究证实，患有 NAFLD 的青少年患 2 型糖尿病的远期风险升高，并且极大可能在 30 岁前出现 2 型糖尿病。更严重的是，在一些青少年当中，NAFLD 可能最终发展为终末期肝病。有充分的证据表明，NAFLD 的整个疾病发展过程，从肝脂肪变性到纤维化，甚至肝硬化，都可能发生在儿童时期。一项长期回顾性队列研究对 66 名儿童进行了 20 年的随访，以评估儿童 NAFLD 的进展和预后。在这项研究中，NAFLD 儿童发展为严重肝病或死亡的风险是非 NAFLD 儿童的 14 倍。

（2）高尿酸血症

高尿酸血症是嘌呤代谢紊乱引起的代谢异常综合征。血尿酸超过其在血液或组织液中的饱和度，可在关节局部形成尿酸钠晶体并沉积，诱发局部炎症反应和组织破坏，即痛风；可在肾脏沉积，引发急性肾病、慢性间质性肾炎或肾结石，称之为尿酸性肾病。许多证据表明，高尿酸血症和痛风是慢性肾病、高血压、心脑血管疾病及糖尿病等疾病的独立危险因素，是多系统受累的全身性疾病。

高尿酸血症与代谢性综合征的相关性已在成人中被证实。在一个由 1370 名 12 ～ 17 岁青少年组成的研究队列中观察到，随着尿酸水平增高，代谢综合征患病率依次较高。通过 2284 例 6 ～ 12 岁中国台湾儿童的研究也证实，尿酸水平是代谢综合征的重要预测因素，尿酸浓度每增加 1 mg/dL，患代谢综合征的风险增加 54%。

（3）睡眠呼吸暂停综合征

睡眠呼吸暂停综合征（sleep apnea syndrome，SAS）是以睡眠中发生异常呼吸事件为特征的一组疾病，伴或不伴清醒期呼吸机能异常。儿童代谢综合征症候群中的肥胖，与睡眠呼吸暂停综合征密切相关。儿童阻塞性睡眠呼吸暂停（obstructive sleep apnea，OSA）是指儿童睡眠过程中频繁发生部分或完全上气道阻塞，干扰儿童的正常通气和睡眠结构而引起的一系列病理生理变化。

OSA 是儿童睡眠呼吸障碍疾病中危害最为严重的疾病，因其较高的患病率和严重的远期并发症，越来越受到家长和社会的重视。2012 年，相关数据公布，美国儿童 OSA 患病率为 1.2% ~ 5.7%。2010 年，中国香港地区报道，儿童 OSA 的患病率为 4.8%。与成人 OSA 不同，造成儿童上气道阻塞的主要原因是腺样体和（或）扁桃体肥大；此外，肥胖、颅面畸形、神经肌肉疾病等因素，也可能与儿童 OSA 的发病有关。儿童 OSA 如果得不到及时的诊断和有效的干预，将导致一系列严重的并发症，如颌面发育异常（腺样体面容）、行为异常、学习障碍、生长发育落后、神经认知损伤、内分泌代谢失调、高血压和肺动脉高压等，甚至增加成年期心血管事件的风险。

3. 运动对代谢综合征的意义

适当的身体活动能有效降低胰岛素抵抗和改善心脏代谢异常，避免因久坐等生活方式而形成的肥胖，进而避免肥胖导致的代谢综合征。运动不仅能够控制血糖，减少脂肪的堆积，还能改善呼吸机能，减少高血压、高血脂及心脏疾病发病率，增强体质。每周进行 3 ～ 5 天的身体活动可以改善儿童和青少年的代谢指标，并可能预防肥胖。

不同运动时间、强度对不同年龄和性别的儿童、青少年可能存在一定差异。多项临床研究证实，高强度间歇训练，即由交替的短期高强度无氧运动和低强度有氧恢复期运动组成的间歇训练形式，可以有效改善不同体重和健康状况儿童、青少年的心肺机能，诱导胰岛素敏感性、血压和身体成分的改善。

此外，改变生活方式，减少久坐行为和减少不健康的饮食习惯也有积极的影响。可以减少肥胖可能性的其他生活方式还包括：养成健康的睡眠习惯、限制屏幕时间等。预防儿童肥胖，需要家庭、学校和社区等的共同参与，同时，需要采用多学科方法，体育老师、营养师、心理医生和医护人员与家长通力合作，才能达到良好的预防效果。

第三节 运动与睡眠质量

一、睡眠

1. 睡眠阶段与时间

睡眠与觉醒具有明显的昼夜规律性，是人体两种不同的生理功能状态。人从出生到死亡，昼夜节律现象贯穿始终，人体有多种生理功能显示昼夜节律，如呼吸、血压、心率、体温、内分泌等，而在人体所有生理功能中最具有昼夜节律特征的是睡眠-觉醒行为。睡眠是人体复原、整合和巩固记忆的重要环节，睡眠约占整个人生 1/3 的时间，对大脑各项功能与身体各个系统都有很大的影响，对促进儿童和青少年大脑发育、骨骼生长、视力保护、身心健康和学习能力与效率提高至关重要。

正常情况下的睡眠-觉醒节律，与外界自然环境的光-暗交替节律基本一致，即以近似于 24 小时自然环境的昼夜交替周期而互相转化。例如，人类日出而作，日落而息；不同时差的长途旅行时，睡眠要经过调整才能逐步适应新的明暗周期。因此，睡眠-觉醒周期受自然环境昼夜节律的调控。但在没有光照的恒暗实验条件下，人类和哺乳动物的睡眠-觉醒周期仍然存在，只是周期长于自然的光-暗周期，这种节律是自动运行的，它不受外界光照的影响。也正是在没有任何外界时间信号的条件下，这种内在的生物节律才能表现出来，说明睡眠-觉醒节律是独立于自然界的昼夜交替而存在的一种内在的自主昼夜节律。

人在睡眠的时候，会出现周期性的快速眼球运动。因此，根据睡眠过程中眼电图、肌电图和脑电图的变化，可将人类的睡眠分为快速眼动睡眠（rapid eye-movement sleep，REM）和非快速眼动睡眠（non-rapid eye-movement sleep，NREM）。睡眠并非是从浅睡到深睡的连续过程，而是 REM 时期和 NREM 时期的交替过程。

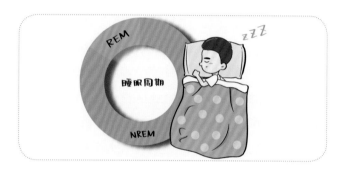

NREM 被认为主要是作为一种休息和恢复性睡眠的阶段。NREM 也代表了大脑活动相对较低的一段时间，NREM 通常分为 Ⅰ 期、Ⅱ 期、Ⅲ 期和 Ⅳ 期 4 个阶段，觉醒阈值通常在 Ⅰ 期最低，在 Ⅳ 期最高，Ⅳ 期睡眠也称为深度睡眠。NREM 时期，视、听、嗅、触等感觉与骨骼肌反射、循环、呼吸和交感神经活动等，随着睡眠的加深而降低，且相当稳定。但此期间生长激素分泌明显增多，因而 NREM 有利于体力恢复和促进儿童、青少年生长发育。

REM 也称为"梦"睡眠，其特征是大脑皮层活动与低电压、高频脑电图不同步，呈现与觉醒相似的不规则 β 波，但在行为上表现为睡眠状态。人类 REM 时期的心理活动与做梦有关。REM 的另一个重要特征是缺乏骨骼肌张力，这意味着人们在做生动的梦时无法移动身体和四肢。若此期间被唤醒，74%～95% 的人会诉说正在做梦，但仅有 7% 的人可以回忆梦境。

睡眠各阶段变化如表 12 所示。

表 12 睡眠各阶段变化

睡眠分期	临床表现	生理表现
NREM Ⅰ 期	入睡的过渡期，可被外界的声响或说话声惊醒	全身肌肉松弛，呼吸均匀，脉搏减慢
NREM Ⅱ 期	进入睡眠状态，但仍易被惊醒	全身肌肉松弛，呼吸均匀，脉搏减慢，血压、体温下降
NREM Ⅲ 期	睡眠逐渐加深，需要巨大的声响才能使之觉醒	肌肉十分松弛，呼吸均匀，心跳缓慢，血压、体温继续下降
NREM Ⅳ 期	为沉睡期，很难唤醒，可出现梦游和遗尿	全身松弛，无任何活动，脉搏、体温继续下降，呼吸缓慢均匀，体内分泌大量激素
REM	眼肌活跃，眼球迅速转动，梦境往往在此阶段出现	心率、血压、呼吸幅度波动，肾上腺素大量分泌；除眼肌外，全身肌肉松弛，很难唤醒

入睡后，一般先进入 NREM 时期，由 Ⅰ 期开始，随后过渡到 Ⅱ 期、Ⅲ 期、Ⅳ 期睡眠，持续 80～120 分钟后转入 REM 时期。REM 持续 20～30 分钟后又转入 NREM。一般整个睡眠过程中 NREM 时期和 REM 时期交替 4～5 次（图 16）。

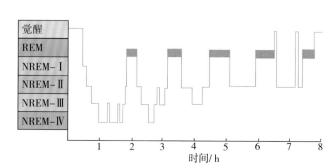

图 16　正常成年人整夜睡眠中两种睡眠交替示意

NREM 主要在前半夜的睡眠中，REM 在后半夜的睡眠中比例增加。两个时相均可转为觉醒状态。但从觉醒状态转为睡眠则都需要通过 NREM 时期。

在生命的最初几年，睡眠模式会随着年龄的增长而变化。早期发育期间睡眠–觉醒状态的特征源于胎儿时和出生后最初几个月的休息–活动周期。新生儿的睡眠状态分为活跃睡眠、安静睡眠和不确定睡眠。婴儿 6 月龄之后，安静睡眠逐渐转变为 NREM。同时，以频繁的肌肉抽动和鬼脸为特征的活跃睡眠转变为 REM。此后，随着年龄增长，睡眠和清醒的比率发生巨大的变化，24 小时内的睡眠量减少，REM 和 NREM 之间的比率改变，REM 的数量随着年龄的增长而减少。

健康的睡眠需要足够的持续时长、适当的时间、良好的质量、规律性以及没有干扰。睡眠时间是一个与健康结果相关的睡眠指标（表 13）。在 9 ~ 18 岁的儿童和青少年中，睡眠时间随着年龄的增长每天减少 14 分钟，而文化和社会也会对睡眠模式产生影响，主要是影响睡眠时长。

表 13　美国睡眠医学学会 2016 年发布的儿童
每 24 小时睡眠量推荐

婴儿	4 ~ 12 月	12 ~ 16 小时
幼儿	1 ~ 2 岁	11 ~ 14 小时
学龄前儿童	3 ~ 5 岁	10 ~ 13 小时
儿童	6 ~ 12 岁	9 ~ 12 小时
青少年	13 ~ 18 岁	8 ~ 10 小时

　　保持上述睡眠建议的小时数与更好的健康结果相关，比如注意力、行为、学习、记忆、情绪调节、生活质量，以及心理和身体健康的改善。睡眠时长经常低于建议的小时数与注意力、行为和学习问题有关。睡眠不足还会增加事故、受伤、高血压、肥胖、糖尿病和抑郁症的发生风险。严重睡眠不足还会导致青少年自我伤害甚至产生自杀想法等。

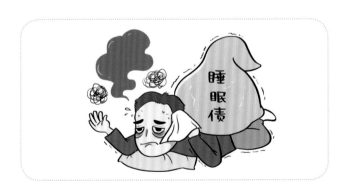

　　科学研究表明，睡眠过程尤其是深睡眠过程是生长激素分泌的高峰期。因此，晚上 11 点至凌晨 2 点是睡眠的黄金期，在该阶段处于熟睡状态有助于保证生长激素的正

常分泌，对正处于生长发育状态的儿童、青少年来说尤为重要。

有益睡眠的建议

要想获得高质量的睡眠应该为自己设定一个睡觉时间，保障足够睡眠时长，并尽可能地遵守计划。

努力营造适于睡眠的环境：睡前避免夜间照明，以免延迟生物钟运行；睡眠时光线要适度，周围的色彩尽量柔和；早上醒来的时候，尽可能光线明亮，以便于生物钟调整；卧室应通风，但不能让风直吹；睡眠时要尽量防止噪音干扰。

做好睡眠准备：避免在晚上进行"唤醒"活动，睡前给自己一段放松时间，放松约30分钟；下午4点后不要小睡，避免摄入含有咖啡因的食品；睡前忌进食、饮用刺激性饮料、情绪过度激动、过度娱乐与言谈，应保证心情的平稳与安适；不要在睡觉时打开手机，也不要在卧室里使用电脑、电视或任何其他电子设备。

注意睡姿：身睡如弓效果好，向右侧卧可减轻心脏负担。

保证充足睡眠时间：周末也尽可能严格遵守睡眠计划。

适度运动：每天都保证一定量的身体活动，并保持心情愉悦。

2. 睡眠与记忆

睡眠是一个稳态过程。首先，清醒时更新大脑学习新信息的编码能力。其次，睡眠时支持长期记忆的形成和巩固。长期研究表明，记忆在睡眠中会经历一个系统巩固的过程，REM 和 NREM 均参与了记忆的巩固过程。因此，睡眠不足会影响儿童、青少年对新知识的记忆和巩固。所以，经常熬夜学习不仅影响个体对新知识的记忆和巩固，进而影响学习的效果，还会影响青少年人群的身体发育、认知功能发展等。

3. 睡眠与心理健康

心理健康对儿童和青少年发育极为重要，在生长发育过程和整个生命周期中具有重要意义。睡眠不足会影响人体皮质醇的分泌，使其对应激更加敏感。同时，睡眠不足可能通过破坏背外侧前额叶的功能，从而导致抑郁情绪的发生。

良好的睡眠可以使大脑中参与情绪控制的脑区得到充分休息，从而保证次日精力旺盛、注意力集中，有效进行日常活动。对于调控情绪、保持心理健康方面具有积极的作用。

因此，睡眠不足和睡眠质量差除了与情绪和情绪调节不良相关外，还可能导致注意力不集中、学习效率下降、警觉性下降等心理表现。长期睡眠不足会引发抑郁、焦虑情绪，甚至可能增加自杀意念的发生风险。

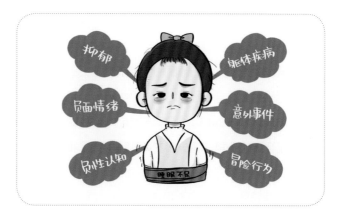

保障睡眠的心理调适策略

学业上的各种紧张、抑郁、焦虑等心理问题，都是引起睡眠不足的重要原因。作为家长，要定期关注儿童、青少年的心理状况，引导其以积极的心态对待自己的睡眠问题。有效应对生活和学业压力、调整好不良情绪、减轻心理负担是睡眠得以保证的重要因素。

睡眠是人类健康的基本要素，影响人体免疫功能、新陈代谢、认知和情绪调节等功能。充分的睡眠才能保障大脑得到充分休息，有助于儿童和青少年整体健康状态与幸福感的提升。

二、运动对睡眠的影响

睡眠和锻炼通过复杂的双边互动相互影响，涉及多种生理和心理途径，通过体温、心率、自主神经功能、内分泌和免疫系统等的变化实现，并与个体特征和运动方案等因素相关。个体特征包括性别、年龄、健康水平、睡眠类型和 BMI。运动方案包括急性或规律性运动、有氧或无氧运动，以及不同的运动特征，如运动强度、持续时间、环境（室内或室外、热或冷）、一天中运动的时间等。

大量研究表明，定期运动可以改善睡眠持续时间，减少睡前焦虑和改善睡眠质量。通过 12 周的青少年运动训练研究发现，运动训练可以减少 NREM 时期中的第 I 期，即非常浅的睡眠过渡期，可增加 REM 睡眠，改善睡眠连续性和睡眠效率。

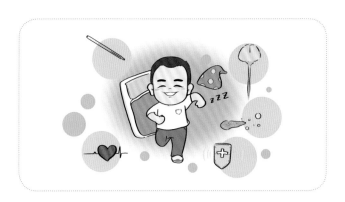

坚持数月和数年参与定期身体活动，更有可能拥有充足的睡眠，改善睡眠的连续性，并且降低白天嗜睡的频率。一篇关于运动干预睡眠的研究综述文章指出，进行体力活动后睡眠质量更好，表现为入睡潜伏期缩短和入睡

后觉醒减少；与活动时间少于 60 分钟的人相比，每日身体活动 60 分钟或更长时间的人，拥有充足睡眠持续时长的概率更高。这表明身体活动的持续时间与睡眠有关。此外，最近的一项随机对照试验发现，参加为期 3 周跑步的学生组，与在此期间久坐的学生组相比，可显著改善主观睡眠质量，缩短客观入睡潜伏期，改善情绪，减少白天嗜睡，并增加深睡眠的比例。

1. 运动的时间选择

晨练可以缓解压力，改善情绪，间接改善睡眠。如果将其与室外光线照射结合起来，清晨暴露在自然光下，无论是否在锻炼，都可以通过加强身体的睡眠周期来改善夜间睡眠。

下午晚些时候或傍晚的运动对睡眠最有益。此时运动可以使得体温在睡前数小时高于正常，在准备睡觉时开始下降。体温的下降有助于缓解睡眠困难。许多研究表明，睡眠与体温之间存在着明显的联系。事实上，体温下降 0.5 ~ 1 ℃ 可以促进睡眠，而体温升高 1.5 ~ 2.5 ℃ 会改变睡眠开始时间。

注意，睡前运动会刺激心脏、大脑和肌肉，并增加压力荷尔蒙，这会加剧睡眠问题。因此，不建议临睡前做运动，尤其是剧烈运动。

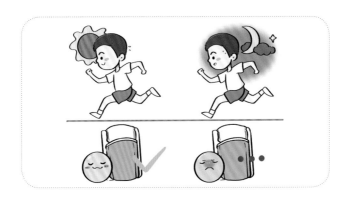

2. 运动类型的选择

定期运动对睡眠不佳者来说是一种有意义的非药物治疗。研究发现定期运动或慢性运动可增加深睡眠、总睡眠时长和 REM。一项针对 51 名青少年（53% 为女性）为期 3 周、每个工作日早上进行 30 分钟中等强度运动的研究也证实了此结果：与对照组（无运动）相比，运动组睡眠的客观持续时间和睡眠效率有所改善，入睡时间减少，REM 潜伏期增加。此外，青少年主观感觉也是睡眠质量、白天的情绪和注意力都有所提高。

白天增加中等强度到剧烈的体力活动时长有可能改善青少年当晚的睡眠。具体来说，每增加 1 小时中等强度到剧烈的运动，睡眠开始时间提前 18 分钟，睡眠持续时间增加 10 分钟，睡眠维持效率提高 0.6%，这表明中等强度运动有助于促进青少年的就寝时间提前、睡眠量增加和睡眠质量提高。

有氧运动以及阻力运动都可以改善睡眠质量。任何运动量都可以改善睡眠。但年轻人通常比老年人需要更多的运动量才能看到同样的好处。

综上所述，运动能缩短睡眠潜伏期、总睡眠时间、入睡后觉醒时长，提高睡眠效率。从短期效果看，运动干预能提高人体体温、改变心率变异性、改善中枢神经系统的疲劳度，抑制抑郁和焦虑；从长期效果看，运动干预能改善人的身体成分，提高心肺机能和健康水平，恢复紊乱的生物节律。而选择进行运动的时间段和参与的运动类型十分关键。

此外，在心血管疾病、2 型糖尿病、抑郁症、部分癌症和关节炎等多种疾病的防治中，提倡将身体活动和运动作为治疗睡眠障碍的有效干预措施。

第四节 运动与学习效率

一、运动与学习效率的研究现状

国际学术界对运动与学习效率的研究由来已久，现已成为运动干预领域的研究热点。早在20世纪70—80年代，就已经有研究者开始专注体育运动对认知能力的影响。有研究者在回顾27项有关研究后发现，剧烈运动可以影响短时记忆、推理、数学运算等多种认知能力。针对体育运动对青少年认知能力与学习效率的影响，多项实验室研究也表明，短时间内的剧烈运动可以即时改变青少年的学业表现。

例如，在一项研究中，研究者在让青少年完成20分钟中等强度的跑步机运动后，相对于休息阶段，青少年在学业成绩测试中的表现有所提高。在另一项实验室研究中，对完成30分钟有氧运动的儿童立即进行认知能力测试，相比于看30分钟电视的对照组儿童，运动组儿童的测试表现更好。

在实验室研究之外，也有研究者直接在学校开展研究，结果发现，在接受40分钟的高强度运动锻炼之后，学生的阅读、数学测验成绩显著高于没有完成高强度运动的学生，说明体育运动对学习效率的影响不仅存在于实验室条件下，在学校情境中仍然适用。

除了探讨单次干预对于青少年学习效率的影响之外，大量研究表明，青少年体适能与学习效率存在正相关。这些研究发现，在体能测试中拥有更好表现的学生，在推理能力测验、颜色与文字的冲突测验等多种认知能力测验中，同样具有更好的表现。另有研究通过分析青少年在学校的学业及体育成绩发现，学生的体育成绩与阅读、数学等多项学业成绩均存在正相关。这说明"四肢发达，头脑简单"的说法并不成立，与之相反，体适能水平更高的学生，其认知能力更强，学习效率和学业水平也更高。

除了对青少年体适能与学习效率的相关性开展研究外，也有研究者关注能否通过长期的体育运动干预来提升青少年的学习效率。例如，在最近的一项研究中，研究者开展了为期 10 周的针对 8 ~ 12 岁儿童的体育运动干预，结果发现，长期坚持运动可以有效提升儿童的认知灵活性与创造力。此外，还有多项研究使用长跑、健美操、高强度间歇训练、四方运动训练等多种不同的体育干预项目，被试者在参与体育运动干预后，认知灵活性、注意力、创造力等多种认知能力均有所提高。

以上研究表明，无论是在短期的即时效应还是在长期影响上，体育运动都有利于青少年学习效率的提升。更为重要的是，青少年的体适能与学习效率、学业成绩也存在正相关关系。

在教育实践中，也有相当数量的研究工作验证了体育运动对学习效率的积极影响。在美国芝加哥西郊的内珀维尔高级中学，体育教师们开展了名为"零点体育课"的运动干预。在每天第一节文化课之前，学生们要首先完成一节"零点体育课"，以通过高强度体育运动提高学生的觉醒状态，为一天学习做好准备。结果发现，参加运动的确可以提高学生的学习效率，经过一个学期的干预，参加"零点体育课"的学生在阅读和理解能力方面的提升，显著高于参加标准体育课的学生，这一结果极大鼓舞了试验"零点体育课"的教育工作者，他们将"零点体育课"在学区内推广，使得该学区在成本明显低于其他顶级公立学校的同时，学业成绩一直在全州名列前茅。

针对体育运动与学习效率的理论研究与国外教学实践均说明，体育运动可以提升青少年的学习效率，接下来我们将探讨体育运动改善青少年学习效率可能的作用机制，以更好地帮助教育工作者和青少年安排合理有效的体育运动干预方案。国内学术界目前对青少年体育运动的研究主要集中于体育运动对青少年运动技能及身体健康水平的影响，对青少年认知能力与学习效率提升的研究则相对不足。

二、运动改善学习效率的作用机制

从现有研究来看，体育运动主要通过两种途径来提升青少年的学习效率，即改善青少年的认知能力和心理健康水平。在改善认知能力方面，又可以分为运动后即时提升认知能力的短期效应，以及通过改善身体素质与塑造大脑来提升青少年认知能力的长期效应。

1. 运动对认知能力的短期改善

许多研究都发现，在参加剧烈运动后，个体的认知能力会在短时间内有所提升。具体而言，在经过短暂的剧烈运动后，青少年的执行功能、注意力、工作记忆、创造力等多种认知能力及学业成绩均会有所提升。

为什么剧烈运动能够在短时间内提升个体的认知能力？根据现有的研究，这是因为剧烈运动可以立即提高个体的生理唤醒水平，引发一系列神经生物学机制，从而在短时间内增强个体的认知能力，这些解释得到了神经生理学研究的支持。

在神经生理学方面，剧烈运动通过引发一系列神经生物学机制，可起到对个体认知能力的增强作用。例如，有研究发现，在剧烈运动之后，人体内的儿茶酚胺浓度会有所上升，而儿茶酚胺可以通过增加神经血糖水平来改善记忆功能。另外，还有研究发现，剧烈运动会促使人体释放肾上腺素和去甲肾上腺素，释放的肾上腺素和去甲肾上腺素则激活了肾上腺素能受体，这些受体投射到杏仁核、海马体等中枢神经系统的较高区域，可影响个体的情绪记忆功能。此外，剧烈运动还会快速提高脑源性神经营养因子的水平，而脑源性神经营养因子对认知功能的提升起到十分关键的作用。研究发现，在进行剧烈运动后，青年人血清中脑源性神经营养因子浓度相比运动前明显增加，而且脑源性神经营养因子浓度的增加与剧烈运动后认知任务表现的改善，存在显著的正相关关系，这说明剧烈运动通过改善人体内脑源性神经营养因子的水平改善了个体的认知功能。

2. 运动对认知能力的长期改善

参加运动不仅能短暂提升青少年的短期认知能力，坚持运动还能改善青少年的健康状况，促进大脑发育，帮助青少年长期改善认知能力。

运动可以塑造青少年的大脑。大量研究发现，开展长时间的体育运动干预计划可以有效提升青少年的认知能力，并提升青少年在数学、阅读等方面的学业表现。

借助神经影像技术，已有大量研究发现，运动可以促进青少年大脑皮质与皮质下区域等脑区的发育，增加这些区域的灰质体积。这些脑区与注意力、执行功能、记忆力等认知能力息息相关，运动可以改善这些脑区在完成认知任务时的表现。此外，还有研究发现，运动可以有效改善儿童的脑白质完整性，从而提升儿童大脑区域之间的神经传导速度，提升儿童的认知控制能力。

动物实验也为我们探究体育运动如何塑造大脑提供了更多证据。对啮齿动物的研究表明，运动可以促进细胞的增殖、存活与分化，刺激新毛细血管的生长，从而更好地将营养物质运输至神经元。此外，运动还会促进脑源性神经营养因子等神经化学物质分泌，从而改善大脑发育。

尽管现阶段我们还没有彻底解析体育运动塑造大脑的机制，但大量研究已经表明，体育运动的确对青少年的大脑发育与认知能力具有积极影响，长期坚持体育运动可以提升青少年的学习效率。

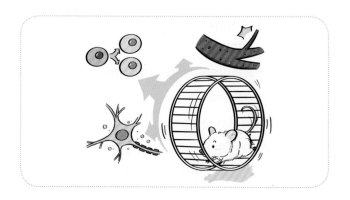

3. 运动对心理健康水平的提升

除了能够提升青少年的认知能力外，运动还可以通过提升青少年的心理健康水平，间接提升青少年的学习效率。

青少年通常具有较大的升学压力，在学习生活中还常常会面临人际关系等诸多压力事件，部分青少年会受到抑郁、焦虑等诸多消极情绪的影响，而这些消极情绪又会反过来对学业成绩产生不利影响。

运动可以改善青少年的情绪状况，从而降低消极情绪对学习效率的影响。研究发现，相比于不常参加运动的青少年，积极参加运动青少年的焦虑及抑郁水平更低。对青少年施加中高强度的体育运动干预，可以显著降低健康青少年和患有心理疾病青少年（如注意缺陷与多动障碍）的抑郁水平与焦虑水平。

运动可以改善青少年的自我效能感和自尊。自我效能感是人们对自身能否利用所拥有的技能去完成某项工作行为的自信程度。坚持参加体育运动，在改善青少年身体、心理健康状态，增强体适能的同时，也带给青少年强烈的正反馈，让他们获得了"自己能够坚持体育运动"的成功经验。这有助于青少年提高他们的自我效能感，帮助其在学业方面树立自信，从而提升学习效率。

总而言之，运动可以通过改善青少年的情绪、自我效能感等诸多心理因素，来提高青少年的心理健康水平，从而间接提升学习效率。

三、运动类型与学习效率的改善

运动可以提升青少年的学习效率，面对五花八门的运动类型，我们应该如何设计运动方案，才能让青少年最大化地获得运动带来的益处呢？近年来，心理学家也开始关注不同运动类型在改善学习效率方面的差异。

1. 有氧运动

有氧运动是指主要以有氧代谢提供运动中所需能量的运动方式，具有强度较低，持续时间较长的特点。有氧运动中氧气的需求量增加，心肺需要大量供应氧气并运输代谢产物。坚持有氧运动可以有效提升人体的心肺机能，而心肺机能的提升恰恰对大脑的发育与营养供应至关重要。因此，有氧运动可以有效提升青少年的认知能力。研究发现，青少年的最大摄氧量（一种评价有氧能力的指标）与其认知能力、学业成绩存在显著正相关关系。有氧运动是一种能够有效提升学习效率的运动方式。

2. 高强度间歇训练

高强度间歇训练（high intensity interval training，HIIT）：是指在短时间的高强度运动之间穿插短暂的休息时间，使锻炼者在无氧代谢-不完全恢复的循环中提升无氧能力的运动方式。HIIT 可以在短时间内完成，同时产生与长时间的传统有氧运动相当的生理适应性，因此更适合青少年较快的生活节奏。研究表明，与有氧运动相似，HIIT 也可以改善身体健康，并对抑郁、情绪、睡眠质量等产生积极影响。由于 HIIT 是一种新兴的运动方式，有关 HIIT 提升认知能力的研究较少，但现有研究仍然发现HIIT 对青少年认知能力与学业成绩具有积极影响。因此，在保证运动安全的前提下，鼓励青少年参与 HIIT 训练，也可以有效提升学习效率。

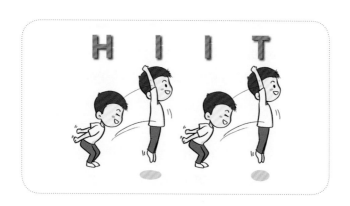

四、运动的认知参与度

认知参与度是指在运动过程中掌握困难技能所需的认知努力的程度。例如，需要身体协调能力、团队协作与决策能力的足球、篮球运动，便属于认知参与度较高的运动，而慢跑等仅需要长时间重复动作的运动，则属于认知参与度较低的运动。

有学者认为，运动的认知参与度也会影响运动对青少年认知能力的改善作用，高认知参与度运动对认知能力的改善作用更强，并提出了"认知刺激假说"。该假说认为，认知需求较高的运动会激活用于控制高阶认知过程的有关脑区，通过参与认知需求高的运动，这些特定脑区的激活使得参与者能够获得更多认知能力上的益处。后续研究也证实，高认知参与度运动的确能够为青少年的认知能力带来更多益处，与重复性的传统有氧运动相比，高认知参与度运动在认知功能与学业成绩的提升方面效应更强。因此，在选择运动项目时，青少年也应该尽量选择更加复杂、认知参与度更高的项目。

第五节　运动与营养平衡

一、营养素

为了维持正常的生理功能并满足各项体力活动和生长发育的需要，人类必须每日从食物中摄取各种营养素和能量。营养素的主要功能是提供能量、促进生长、构成和修复机体组织、维持生理调节功能。营养素的种类繁多，日常饮食应该包括人体所需的六大类必需营养素。

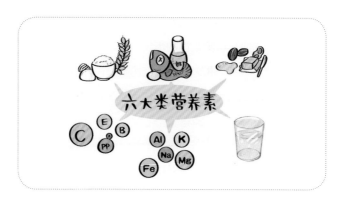

水：细胞重要组成成分的水。

宏量营养素：提供肌肉运动所需能量的宏量营养素，也称为产能营养素，分别为碳水化合物、蛋白质和脂类。

微量营养素：不提供能量但对正常成长发育重要的微量营养素，如维生素和矿物质。

1. 水

水是人类赖以生存的必需物质之一，是构成细胞和体液的重要组成成分。此外，水还参与人体新陈代谢过程，参与调节体温，并在关节、腹腔、胸腔与胃肠道中起到润滑、缓冲和保护作用。

不同细胞和组织含水量差异较大。肌肉组织含水量达 75% ~ 80%，而脂肪的含水量仅为 10% ~ 30%。此外，不同年龄、性别、体型的个体，含水量也不同。正常成年男性全身含水量约为体重的 60%，女性约为 50%。随着年龄增长，人体的含水量逐渐下降。

儿童、青少年因为生长发育快、活动量大、新陈代谢旺盛，不显性失水较多，交换率快，因此每日需水量较大。根据《中国学龄儿童膳食指南（2022）》，在低身体活动水平下，学龄儿童每日建议饮水量如表 14 所示。

表 14 中国学龄儿童每日饮水量推荐

年龄 / 岁	饮水量 /（mL/d）	整体膳食（包括食物中的水、汤、粥、奶等）水摄入量 /（mL/d）
6	800	1600
7 ~ 10	1000	1800
11 ~ 13	男童 1300 女童 1100	男童 2300 女童 2000
14 ~ 17	男童 1400 女童 1200	男童 2500 女童 2200

在高温或高身体活动水平条件下，应适当多补充水分。如水摄入不足或因腹泻、呕吐、排汗过多、发热等造成人体水丢失增加，均可导致人体发生水缺乏，重者可出现脱水。人体离不开水，一旦失去体内水分的 10%，生理

功能即发生紊乱，失水量达到 20%，则面临死亡的风险。脱水的程度常以丢失液体量占体重百分比来表示，体重的下降常是体液和电解质的丢失而非身体实质部分的减少。脱水程度一般根据前囟、眼窝凹陷与否，皮肤弹性，循环情况和尿量等临床综合表现进行分析判断（表15）。

表15　脱水的症状和体征

	轻度脱水（体重的 5%）	中度脱水（体重的 5% ~ 10%）	重度脱水（体重的 10% 以上）
心率增快	无	有	有
脉搏	可触及	可触及（减弱）	明显减弱
血压	正常	体位性低血压	低血压
皮肤灌注	正常	正常	减少，出现花纹
皮肤弹性	正常	轻度降低	降低
前囟	正常	轻度凹陷	凹陷
黏膜	湿润	干燥	非常干燥
眼泪	有	有或无	无
呼吸	正常	深，也可快	深和快
尿量	正常	少尿	无尿或严重少尿

2. 碳水化合物

碳水化合物又称糖类，是由碳、氢、氧三种元素组成的有机化合物。碳水化合物是生物界三大基础物质之一，是肌肉活动的主要能量来源。糖类根据其化学分子结构的大小和在水中的溶解度不同进行分类（表16）。

表16 碳水化合物分类

分类	亚组	组成
糖（1～2个糖分子）	单糖	葡萄糖、果糖、半乳糖
	多糖	蔗糖、乳糖、麦芽糖
	糖醇	山梨醇、木糖醇
寡糖（3～9个糖分子）	异麦芽低聚糖	麦芽糊精
	其他寡糖	棉籽糖、水苏糖、低聚果糖
多糖（≥10个糖分子）	淀粉	直链淀粉、支链淀粉、变性淀粉
	非淀粉多糖	纤维素、半纤维素、果胶、亲水胶质物

　　膳食碳水化合物是人类最经济、最主要的能量来源，通常50%以上膳食能量由碳水化合物提供。碳水化合物也是构成人体组织的重要原材料，并参与细胞的组成和多种活动。人体的一些重要生物活性物质，如各种酶、抗体和激素等都有碳水化合物的参与（图17）。

　　如果碳水化合物供应不足，人体为了满足自身对葡萄糖的需求，需要通过糖原异生作用将蛋白质转化为葡萄糖供给能量；当摄入足够量的碳水化合物时，则不需动用体内蛋白质，可起到节约蛋白质的作用。

　　脂肪在体内分解代谢需要葡萄糖的协同作用。如果膳食中碳水化合物不足，体内脂肪或食物脂肪便会被动员，并加速分解为脂肪酸供应能量；同时，在这个过程中，脂肪酸不能被彻底氧化，会产生过多的酮体并蓄积在体内。

膳食中充足的碳水化合物可以起到抗生酮作用。

碳水化合物经糖酵解产生的葡萄糖醛酸是一种重要的结合解毒剂，在肝脏内能与许多有害物质结合，消除或减轻这些物质的毒性或生物活性，从而起到解毒作用。

碳水化合物可以改善食物的感官品质，其中的膳食纤维能延缓胃内物的排空，增加饱腹感，有利于控制体重，防止肥胖。膳食纤维的吸水性则可增加粪便体积，以机械刺激使肠壁蠕动，达到促进排便的作用。可溶性膳食纤维还可减少小肠对糖的吸收，使血糖不致因进食而快速升高，并可减少体内胰岛素的释放。同时，膳食纤维还可吸附胆汁酸、脂肪等，使其吸收率下降，达到降低血胆固醇的作用。进入大肠的膳食纤维能被肠内细菌选择性分解与发酵，促进短链脂肪酸生成，诱导益生菌大量繁殖。

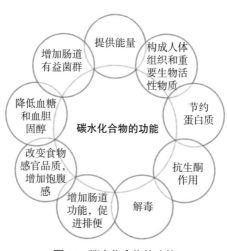

图 17　碳水化合物的功能

食物中碳水化合物主要来源有：面粉、大米、玉米、土豆、红薯等粮谷类和薯类食物。碳水化合物在粮谷类中含量为 60% ~ 80%，在薯类中为 15% ~ 29%，在豆类中为 40% ~ 60%。蔗糖、糖果、甜食、糕点、水果、含糖饮料和蜂蜜是单糖、双糖的主要来源。蔬菜、水果及全谷类是膳食纤维的主要来源。

根据《中国学龄儿童膳食指南（2022）》，在低身体活动水平下，学龄儿童每日建议谷薯类和水果、蔬菜类食物摄入量如表 17 所示。

表 17　中国学龄儿童每日富含碳水化合物食物摄入量推荐

年龄 / 岁	谷类食物 /g	薯类食物 /g	蔬菜类 /g	水果类 /g
6 ~ 10	150 ~ 200（含全谷和杂豆 30 ~ 70）	25 ~ 50	300	150 ~ 200
11 ~ 13	225 ~ 250（含全谷物和杂豆 30 ~ 70）	25 ~ 50	400 ~ 450	200 ~ 300
14 ~ 17	250 ~ 300（含全谷物和杂豆 50 ~ 100）	50 ~ 100	450 ~ 500	300 ~ 350

3. 蛋白质

蛋白质是生命存在的物质基础，从人体的构成到一切生命活动都离不开蛋白质。蛋白质是人体组织和器官的主要构成成分，在细胞中，除了水分外，蛋白质约占细胞内物质的 80%。蛋白质也是构成人体的重要生命活性物质的基本成分，如作为酶和激素参与人体代谢或整体功能的调节。血红蛋白、脂蛋白作为载体参与体内物质的运输；白蛋白则参与调节体液渗透压、维持体液酸碱平衡。蛋白质还可以作为抗体或细胞因子，起到免疫调节的作用。1 g 蛋白质在体内代谢可产生 4.0 kcal 的能量，因此，蛋白质也是人体能量的来源之一。

人体内的蛋白质约为体重的 16%。一切细胞的主要成分，都是由碳、氢、氧、氮、硫及磷、铜、铁等元素形成。这些元素组成结构较简单的氨基酸，再由各种不同的氨基酸组成不同种类和营养价值各异的蛋白质。

（1）蛋白质的分类

构成人体蛋白质的氨基酸有 20 种。营养学上把这些氨基酸根据人体的必需性又分为必需氨基酸、条件必需氨基酸和非必需氨基酸。

必需氨基酸：共 9 种，是指人体不能合成或者合成速度太慢，不能满足人体的需要，必须从食物中直接获取的氨基酸，包括：异亮氨酸、亮氨酸、赖氨酸、蛋氨酸、苯丙氨酸、色氨酸、苏氨酸、缬氨酸和组氨酸。

条件必需氨基酸：在体内可分别由蛋氨酸和苯丙氨酸转变而来。如果能够从膳食中获得半胱氨酸和酪氨酸，则人体对蛋氨酸和苯丙氨酸的需求量分别减少 30% 和 50%。所以半胱氨酸和酪氨酸为条件必需氨基酸。

非必需氨基酸：人体自身可以合成，即使膳食中缺乏这些氨基酸，也不会影响生长发育。

（2）蛋白质的营养价值

食物中蛋白质氨基酸模式与人体蛋白质氨基酸模式越

接近，必需氨基酸被人体利用的程度就越高，食物中蛋白质的营养价值也相对越高。

完全蛋白质： 奶类、蛋类、肉类、鱼类和大豆蛋白等，所含的必需氨基酸种类齐全，并与人体蛋白质氨基酸模式接近，属于完全蛋白质，也常被称为优质蛋白质。

半完全蛋白质： 含有种类齐全的必需氨基酸，但氨基酸模式与人体蛋白质氨基酸模式差异较大，其中一种或几种必需氨基酸相对含量较低，导致其他的必需氨基酸在体内不能被充分利用而浪费。这类蛋白质可以维持生命，但不能促进生长发育，如小麦中的麦胶蛋白。

不完全蛋白质： 所含的必需氨基酸种类不全，既不能维持生命，也不能促进生长发育。如玉米胶蛋白，豌豆中的豆球蛋白，动物结缔组织和肉皮中的胶质蛋白等。

4. 脂类

脂类是一大类具有重要生物学作用的有机化合物，包括中性脂肪和类脂。

中性脂肪就是通常所说的甘油三酯，约占体内总脂量的 95%，是体内能量的重要存储库。

类脂主要指磷脂和类固醇。磷脂主要形式有卵磷脂、甘油磷脂和神经鞘磷脂。磷脂对脂肪的吸收、转运和存储起主要作用，磷脂缺乏会造成细胞膜结合受损，出现毛细血管脆性增加和通透性增加，发生皮疹等。类固醇主要为胆固醇，是细胞膜的重要成分，也是人体内许多重要活性物质的合成材料，如胆汁、性激素、肾上腺素等，还可以

转化为维生素 D_3。

脂肪酸因其所含碳链的长短、饱和程度和空间结构不同，呈现出不同的特性和功能。按其碳链长短，可分为长链脂肪酸、中链脂肪酸和短链脂肪酸。按其饱和程度可分为饱和脂肪酸、单不饱和脂肪酸和多不饱和脂肪酸。按照其空间结构不同，可分为顺式脂肪酸和反式脂肪酸。

反式脂肪酸

反式脂肪酸是在食品加工过程中产生的不饱和脂肪酸。食品加工过程中的氢化作用可以让液体的大豆油转化为固体脂肪，达到使食物保鲜时间更长的作用。但这类氢化的脂肪酸多为反式脂肪酸，会增加低密度脂蛋白胆固醇，减少高密度脂蛋白胆固醇，而导致心血管类疾病发病率风险增加。此外，还有可能增加肥胖风险、降低人体免疫能力和引起不孕不育。

此外，在食品加工过程中，用 180 ℃ 以上的温度长时间加热，比如油炸、油煎等过程当中，都会产生反式脂肪酸。加热的时间越长，产生的反式脂肪酸就越多。反式脂肪酸含量较多的食品主要为加工食品和油炸食物。按照要求，在食品配料中含有或生产过程中使用了氢化和（或）部分氢化油脂时，应标示反式脂肪（酸）含量。常见的含有大量反式脂肪（酸）的成分如人造奶油、起酥油和代可可脂等。

必需脂肪酸是指人体不可缺少，且自身不能合成，必须由食物供给的脂肪酸，包括 n-3 型的 α-亚麻酸和 n-6 型亚油酸，是目前在营养学上最具有价值的不饱和脂肪酸。其可在体内合成各种各样的长链和短链脂肪酸，以及体内各类脂肪。必需脂肪酸对细胞膜功能、基因表达、生长发育，脑、视网膜、皮肤和肾功能的健全，以及防治心血管疾病都具有十分重要的作用。

膳食脂肪的主要来源有两类：动物性食物和植物性食物。动物性脂肪包括动物油（如猪油、牛油、羊油、鸡油、鱼油、蚝油等）、奶油、骨髓、肉类和蛋黄中的脂肪。植物性脂肪包括植物油（如豆油、花生油、芝麻油、菜籽油、橄榄油等）以及各种果仁和种子，如花生、核桃、榛子、松子、杏仁、葵花子、西瓜子、芝麻和大豆等含脂肪丰富的食物。

动物性脂肪含饱和脂肪酸较多，消化率低，必需脂肪酸含量较少，几乎不含维生素。但鱼类与贝类中含有人体不可缺少的多不饱和脂肪酸——二十碳五烯酸（EPA）和二十二碳六烯酸（DHA）。鱼油和鱼肝油中还富含维生素 A 和维生素 D，营养价值较高。蛋黄中单不饱和脂肪酸最为丰富，并含有丰富的磷脂和维生素 A、维生素 E、维生素 B_2、维生素 B_6 和泛酸。

植物油中，除椰子油外，富含丰富的必需脂肪酸和维生素 E。

Omega-3脂肪酸

Omega-3脂肪酸是多不饱和脂肪酸。对人体有价值的三种Omega-3脂肪酸是指植物油中的α-亚麻酸（ALA）和来源于动物的二十碳五烯酸（EPA）及二十二碳六烯酸（DHA）。含有ALA的植物油一般包括熟菜油、核桃油、亚麻籽油、沙茶油、绿叶蔬菜和豆腐。EPA和DHA的来源包括深海鱼、鱼油等。ALA可以转化为EPA，然后转化为DHA，但研究发现转化率不到15%。因此，直接从食物和（或）膳食补充剂中摄取EPA和DHA是增加体内这些脂肪酸含量的唯一实用方法。

有研究证明，Omega-3能对许多慢性疾病起到预防作用，如其对心血管疾病和癌症的发病机制具有重要意义。此外，其在降低认知能力下降、阿尔茨海默病的发生风险方面都有一定影响。

根据《中国学龄儿童膳食指南（2022）》，建议动物性食物、奶类、大豆和坚果食物摄入量如表18所示。

表18 富含蛋白质、脂类食物推荐摄入量

食物类别	6～10岁	11～13岁	14～17岁
畜禽肉/（g/d）	40	50	50～75
水产品/（g/d）	40	50	50～75
蛋类/（g/d）	25～40	40～50	50

续表

食物类别	6 ～ 10 岁	11 ～ 13 岁	14 ～ 17 岁
奶及奶制品 /（g/d）	300	300	300
大豆 /（g/w）	105	105	105 ～ 175
坚果 /（g/w）	50	50 ～ 70	50 ～ 70
盐 /（g/d）	< 4	< 5	< 5
烹调油 /（g/d）	20 ～ 25	25 ～ 30	25 ～ 30

5.维生素与矿物质

碳水化合物、脂类和蛋白质这三类营养素，人体需要量较大，称为宏量营养素。相对于宏量营养素，人体对微量营养素需要量较少。微量营养素不提供能量，但它们对生命至关重要，是正常生长发育的必需物质，包括维生素和矿物质。

维生素

维生素是维持人体生命活动所必需的一类低分子有机化合物。虽然各类维生素的化学结构不同，生理功能各异，但它们具有以下共同特点。

1）以本体或前体的形式存在于天然食物中，不构成组织，也不提供能量。

2）一般不能在体内合成或合成量较小，必须由食物提供。

3）虽然人体对其需要量甚微，但其在调节人体代谢方面却起着重要作用；多以辅酶或辅基的形式发挥作用。

根据维生素的溶解性，主要将其分为：脂溶性维生素和水溶性维生素。脂溶性维生素包括维生素 A、维生素 D、维生素 E、维生素 K。其溶于脂肪及有机溶剂，在食物中常与脂类共存。水溶性维生素包括 B 族维生素，维生素 B_1、维生素 B_2、维生素 B_6、维生素 PP、维生素 B_{12}、叶酸、泛酸和生物素及维生素 C 等。

对于儿童和青少年而言，维生素 A、维生素 D、维生素 C、维生素 B、维生素 K 和叶酸是最容易缺乏的维生素。不同维生素的生理功能和膳食来源如表 19 所示。

表 19　部分维生素种类、生理功能和膳食来源

种类	生理功能	膳食来源
维生素 A（视黄醇）	维持正常视觉、维持皮肤黏膜组织结构的完整性、促进生长发育、具有抗癌作用、维持正常的免疫功能	动物肝脏、奶类、蛋类、鱼肝油；深色蔬菜和水果，如胡萝卜、红心红薯、南瓜、莴苣叶、菠菜、绿芥菜、韭菜、油菜、西兰花、芹菜等
维生素 B_1（硫胺素）	维持神经、肌肉和心肌的正常功能，促进胃肠蠕动和增进食欲	谷物、干果、豆类、动物内脏、瘦肉和蛋类。如谷物被过度加工，则维生素 B_1 会大量流失
维生素 B_2（核黄素）	参与药物代谢，维持肠黏膜结构和功能的正常，影响铁的转运与吸收	动物内脏、蛋黄、乳类、肉类等动物性食物。植物性食物以蔬菜类及豆类含量较多。如谷物被过度加工，则维生素 B_2 会大量流失
维生素 B_6	参与神经、氨基酸及脂肪代谢	各种食物中，亦由肠内细菌合成一部分
维生素 PP（烟酸）	可增强胰岛素效能，预防心血管疾病	肝、肾、瘦肉、鱼、虾、全谷及坚果中含量丰富

续表

种类	生理功能	膳食来源
维生素 B_{12}	对造血和神经组织的代谢有重要作用	动物性食物
叶酸	参与核苷酸和蛋白质的合成，胎儿期缺乏可引起神经管畸形	绿叶蔬菜、水果、肝、肾、鸡蛋、豆类、酵母
维生素 C	抗氧化，参与人体的羟化和还原过程；对胶原蛋白、细胞间黏合质、神经递质的合成，类固醇的羟化，氨基酸的代谢，抗体及红细胞的生成均有重要作用；防癌作用	各种水果和新鲜蔬菜
维生素 D	调节钙磷代谢，促进肠道对钙的吸收，维持血液钙浓度，促进骨、软骨和牙齿的矿化作用	海水鱼、鱼肝油、动物肝脏、蛋黄、奶油等
维生素 E	抗氧化、维持生殖功能、预防动脉粥样硬化、预防衰老	植物油、麦胚、坚果、豆类、麦麸。植物油中，橄榄油和葵花子油中含量最高
维生素 K	由肝脏利用、合成凝血酶原	肝、蛋、豆类、青菜；肠内细菌合成一部分

矿物质

人体由多种元素组成，除了蛋白质、脂类、碳水化合物、维生素等有机化合物，其余元素统称为矿物质，亦称为无机盐。按照这些化学元素在体内的多少，将其分为常量元素和微量元素。其中含量大于人体体重 0.01% 的矿物质称为常量元素，包括钙、磷、钠、钾、氯、镁和硫，共7种。体内含量小于人体体重 0.01% 的矿物质称为微量元素。人体必需的微量元素包括铁、铜、锌、硒、铬、碘、锰、钴和钼，共9种。

对于儿童和青少年而言，矿物质的缺乏以铁、锌缺乏为主。矿物质的主要作用和来源如表 20 所示。

表 20　部分矿物质的主要作用和膳食来源

种类	生理功能	膳食来源
钙	构成骨骼和牙齿的重要原材料、维持细胞信息传递、参与凝血、调节机体酶活性、维持细胞膜的完整性与稳定性	牛奶及其制品、大豆及其制品、小鱼、虾皮、贝类、海带、芝麻酱等
磷	是骨骼、牙齿、细胞核蛋白、各种酶的主要成分。协助糖、脂肪和蛋白质代谢，参与缓冲系统，维持酸碱平衡	瘦肉、蛋、奶、鱼、虾、蟹、动物内脏、坚果、海带、紫菜、豆类和五谷类（磷在食物中广泛分布）
钾	维持和调节细胞内正常渗透压、维持机体酸碱平衡、维持神经肌肉的应激性和正常功能、维持碳水化合物和蛋白质的正常代谢、维持心肌细胞的正常功能	主要来源于植物性食物，如蔬菜、水果、豆类和菌类
钠	调节体内水分、维持酸碱平衡、维持渗透压平衡、维持血压平衡、维持神经肌肉兴奋性	主要来源为食盐、酱油、腌制或烟熏的食物

种类	生理功能	膳食来源
铁	血红蛋白、肌红蛋白、细胞色素和其他酶系统的主要成分，帮助氧的运输	动物肝脏、动物全血、肉类等
锌	为多种酶的成分，可促进生长发育、促进食欲、维护生物膜的结构和功能、参与免疫功能	贝类海产品、红色肉类、内脏、干果类、谷类胚芽、麦麸、豆、酵母等
镁	构成骨骼和牙齿成分，激活糖代谢酶，与神经肌肉兴奋有关，参与细胞代谢过程	谷类、豆类、干果、肉、乳类
碘	促进生物氧化、参与磷酸化过程、调节能量转换、促进蛋白质合成和神经系统发育、促进糖和脂肪的代谢、促进维生素的吸收和利用	海产品中碘含量丰富，如海带、紫菜、干贝、海参、海蜇等；鸡蛋、肉类和淡水鱼中含量较多

二、运动营养

1. 能量消耗

人体总能量消耗包括基础代谢、身体活动消耗、食物的热效应、生长发育等方面。能量代谢的最佳状态是达到能量消耗和能量摄入的平衡，过多或过少都会对健康产生影响。

基础代谢是指维持人体最基本生命活动所需消耗的能量。基础代谢在一般人群中占每日总消耗的比例约为60% ~ 70%。儿童基础代谢率较高，随着年龄增长，基础代谢率逐渐下降：婴儿时约为 55 kcal/（kg·d），7 岁时约为 44 kcal/（kg·d），12 岁时约为 30 kcal/（kg·d），成年后约为 25 kcal/（kg·d）。

身体活动消耗所需能量与身体大小、活动强度、活动持续时间、活动类型有关，是人体控制能量消耗，保持能量平衡的重要部分，占人体总能量消耗的 15%～30%。而不同的运动类型和运动强度，能量消耗差别较大。最大无氧运动的能量消耗是睡眠的 20 倍以上。一些常见运动的能量消耗数据如表 21 所示。

表 21　常见运动每千克体重每小时的能量消耗

运动项目名称		能量消耗/（kcal/h）
准备活动		5.16
腹背肌练习		9.56
太极拳		5.15
少林拳		13.24
体操拉韧带练习		3.16
倒立		8.02
跳舞	中等强度	3.67
	有氧，芭蕾或现代舞	5.9
	慢速（迪斯科、狐步、漫步舞）	3.1
缓慢步行		2.86
一般慢跑		6.9
原地跑（140 步/分）		21.47
抱婴儿或负重 7 kg 平地走或下楼		3.6
乘车		1.6

续表

运动项目名称		能量消耗 /（kcal/h）
登山 （2 km/h）	5° 坡度	6.42
	7° 坡度	14.52
负重	0 ~ 4 kg	6.9
	4 ~ 9 kg	7.4
划船	游戏	4.41
	短桨	12.02
滑冰（一般强度）		5.01
滑雪（一般强度）		9.5
乒乓球		4.0
羽毛球（一般轻度）		4.5
网球（中等强度）		6.10
足球（一般强度）		7.86
游泳	10 m/min	3.00
	50 m/min	10.20
	70 m/min	25.80
骑自行车	10 km/h	4.28
	20 km/h	5.56

人体所需要的保证生命一切活动的能量主要来源于宏量营养素——碳水化合物、蛋白质和脂类。其在代谢过程中为人体提供能量，同时也在消化吸收的过程中出现能量消耗额外增加的情况，称之为食物热效应或食物特殊动力作用。蛋白质的食物热效应最大，为本身产生能量的30% ~ 40%，脂肪为 4% ~ 5%，碳水化合物为 5% ~ 6%。一般食物热效应占总能量消耗的 10%。运动员膳食中因为

蛋白质占总能量的百分比较高，常采用基础代谢率的 15% 计算。

此外，儿童、青少年生长发育中，还需要为形成新的组织供应能量。但其能量需求会随着年龄增长逐渐减缓。

因此，充足的营养是维持儿童、青少年生命和健康生长发育的基本要素。营养是否平衡不仅仅影响儿童、青少年体格成长，还对大脑功能的发育具有重要意义，甚至还会影响其成年后一些慢性代谢性疾病，如高血压、糖尿病、肥胖、痛风等疾病的发生和发展。

根据《中国学龄儿童膳食指南（2022）》，不同年龄段儿童每日能量需要水平分别为：6 ～ 10 岁，1400 ～ 1600 kcal；11 ～ 13 岁，1800 ～ 2000 kcal；14 ～ 17 岁 2000 ～ 2400 kcal。

但如果按照 2020 年世界卫生组织建议，5 ～ 17 岁的儿童和青少年，一周中每天应当至少进行 60 分钟中等强度到高强度身体活动计算，则每日能量需要水平也会随着运动增加而增高。

根据中国营养学会 2013 年发布的中国居民膳食营养素参考摄入量，我们可以对于不同年龄阶段、不同身体活动水平所需的膳食能量有更加深入的了解。以 10 岁男生为例，身体活动低、中、高水平下，每日能量需要分别为 1800 kcal、2050 kcal、2300 kcal。

因此，不同孩子在不同的生长发育阶段，考虑到运动时消耗的能量，其对于能量的需求是不完全一样的。尤其男生和女生进入青春期后，身高增长、身体成分和骨骼的变化也都有一定差异，对能量需求不一样。

2.运动对碳水化合物需要量的影响

任何形式的运动均以能量消耗为基础，但人体内可快速动用的能源物质三磷酸腺苷（ATP）有限，维持时间并不长。因此，需要体内不断合成以满足身体需要。

碳水化合物消化快，当急需能量的时候，可以快速供能。每日摄取碳水化合物丰富的食物才能保障体内有充足的肌肉糖原和肝糖原的储备，以保障高强度运动中 ATP 再合成速度的需要。此外，快收缩肌中糖原耗尽时，人体会有疲劳感，运动能力也会下降。因此，充足的糖原储备不仅可以保障能量供应，在免于运动损伤方面也起到重要作用。

适量的碳水化合物摄入还能减少体内蛋白质的分解，使蛋白质可以更好地发挥生长和修复作用，有助于增加肌肉和体重。

3.运动对蛋白质需要量的影响

和碳水化合物一样，处于生长发育关键时期的儿童、青少年，对蛋白质的需求量也非常大。6 ~ 18 岁儿童、青少年建议的蛋白质推荐摄入量为 35 ~ 65 g/d。但生长发育阶段、运动量强度、运动类型及频率等的不同，使得机体对于蛋白质的需求量有所差异。尤其在进行力量训练情况下，适当增加高蛋白食物摄入，可以促进肌肉蛋白合成，这有利于肌肉的快速修复和增长。

运动员通常每餐中摄入 20 ~ 30 g 蛋白质，再通过高蛋白小零食增加 10 ~ 20 g。此外，蛋白质补充不仅仅依靠数量，质量上也要保障至少有 1/3 以上必需氨基酸齐全的优质蛋白质。谷类主食和豆类食物混合食用，可以提高蛋白质的生物价值。乳制品中的蛋白质含有大量必需氨基酸，尤其是亮氨酸，因此运动后喝牛奶可以有效补充蛋白质。

蛋白质固然重要，但过量补充也会产生一系列副作用。蛋白质的酸性代谢产物会使肝、肾负担增加，使人容易疲劳。大量蛋白质会导致人体脱水、脱钙、痛风，会对水和无机盐的代谢不利进而引起泌尿系统结石。此外，高蛋白饮食经常伴随高脂肪摄入，会增加成年后心血管疾病风险。

4.运动对脂类需要量的影响

强度大、时间短的运动，如短跑和跳跃，肌肉需要释放存储的糖原获取能量，以无氧运动供能为主。而强度小、时间长的运动，如长跑、骑自行车等，会有更多的脂肪参与到能量消耗中，以有氧运动供能为主。多数运动的能量供应则是混合的（表 22）。

表 22　禁食状态下脂肪与碳水化合物在不同强度
运动中的氧化

运动强度	持续时间	呼吸气体交换率	燃料类型
低（耗氧量 < 25%）	很长，几个小时	0.70	脂肪

续表

运动强度	持续时间	呼吸气体交换率	燃料类型
中（25% ≤ 耗氧量 < 50%）	1 ~ 4 小时	0.85	脂肪 + 碳水化合物
高（50% ≤ 耗氧量 100%）	几分钟	1.00	碳水化合物

注：呼吸气体交换率指每分钟二氧化碳排出量与每分钟氧耗量的比值。

儿童、青少年的膳食中，适宜的脂肪摄入量应为摄入总能量的 20% ~ 30%。饱和脂肪酸占比应少于 8% ~ 10%。饱和脂肪酸、单不饱和脂肪酸、多不饱和脂肪酸的比例以 1：1：1 为宜。对于成人而言，Omega-3 脂肪酸膳食补充剂的推荐计量为每日 0.25 ~ 2 g。因为没有针对儿童、青少年的推荐量，因此建议尽可能通过食物补充 Omega-3 脂肪酸。

5.运动对水和电解质需要的影响

运动中，人体水和电解质的代谢过程加快。血液电解质的浓度随着运动负荷、强度、持续时间、个体体内电解质的基础水平、出汗情况等多种因素的不同而变化。脱水是指水分摄入不足或丢失过多所引起的体液总量减少。脱水时除了丧失水分，还会伴有钠、钾和其他电解质的丢失。因为运动原因引起的脱水，称之为运动脱水。

防止运动脱水的关键是及时补充水分，使人体水分达到平衡。应根据运动的特点，在运动前、运动中和运动后，少量多次进行水分补充。此外，还应同时补充无机盐。但要注意不要在短时间内大量饮水，容易造成恶心，且加大对肾脏的负担，不利于运动。

目前，运动饮料非常流行。按照国家标准，其定义为：营养素及其含量能适应运动或体力活动人群的生理特点，能为人体补充水分、电解质和能量，可被迅速吸收的饮料。因为运动饮料含有电解质和糖，所以在运动中会比单纯补充水分效果好得多。但含有二氧化碳的饮料会引起腹胀，因此不建议在运动时饮用。综上所述，儿童、青少年日常运动的营养补充主要是保持营养充足和身体强壮，使其体质状态更具优势。《中国学龄儿童膳食指南（2022）》为我们提供了五条清晰的平衡膳食准则（图18）。

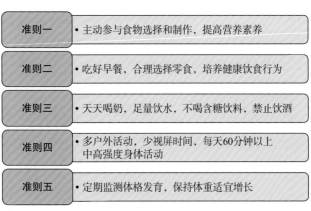

图 18　平衡膳食准则

参考文献

[1] 安利国.发育生物学 [M].2 版.北京：科学出版社，2017.

[2] 刘厚奇，蔡文琴.医学发育生物学 [M].3 版.北京：科学出版社，2012.

[3] 丁文龙，刘学政.系统解剖学 [M].9 版.北京：人民卫生出版社，2018.

[4] 王卫平，孙锟，常立文.儿科学 [M].9 版.北京：人民卫生出版社，2018.

[5] KRAWETZ S A. Paternal contribution: new insights and future challenges[J]. Nat Rev Genet, 2005, 6: 42-63.

[6] CUNNINGHAM A M, WALKER D M, NESTLER E J. Paternal transgenerational epigenetic mechanisms mediating stress phenotypes of offspring[J]. Eur J Neurosci, 2021, 53: 271-280.

[7] 《中国心血管健康与疾病报告 2020》编写组.《中国心血管健康与疾病报告 2020》要点解读 [J]. 中国心血管杂志, 2021, 26 (3): 209-218.

[8] ORTEGA F B, RUIZ J R, CASTILLO M J, et al. Physical fitness in childhood and adolescence: a powerful marker of health [J]. Int J Obes, 2008, 32 (1): 1-11.

[9]《儿童肥胖预防与控制指南》修订委员会．儿童肥胖预防与控制指南（2021）[M].北京：人民卫生出版社，2018.

[10] 国家卫生健康委员会．学龄儿童青少年超重与肥胖筛查：WS/T586—2018 [S/OL].[2018-02-23]https：//std.samr.gov.cn/hb/search/stdHBDetailed？id=8B1827F150B8BB19E05397BE0A0AB44A.

[11] EDER M，LOZANO P. Screening for obesity and intervention for weight management in children and adolescents：evidence report and systematic review for the US Preventive Services Task Force[J]. JAMA，2017，317（23）：44-2427.

[12] 张云婷，马生霞，陈畅，等．中国儿童青少年身体活动指南 [J]. 中国循证儿科杂志，2017，12（06）：401-409.

[13] 中华医学会儿科学分会内分泌遗传代谢学组，中华医学会儿科学分会心血管学组，中华医学会儿科学分会儿童保健学组．中国儿童青少年代谢综合征定义和防治建议 [J]. 中华儿科杂志，2012（6）：420-422.

[14] 中华医学会儿科学分会内分泌遗传代谢学组，中华医学会儿科学分会消化学组，中华医学会儿科学分会青春期医学专业委员会．儿童非酒精性脂肪肝病诊断与治疗专家共识 [J]. 中国实用儿科杂志，

2018，33（7）：487-492.

[15]中国儿童 OSA 诊断与治疗指南制订工作组，中华医学会耳鼻咽喉头颈外科学分会小儿学组，中华医学会儿科学分会呼吸学组，等.中国儿童阻塞性睡眠呼吸暂停诊断与治疗指南（2020）[J].中华耳鼻咽喉头颈外科杂志，2020，55（8）：729-747.

[16]JIANG F. Sleep and Early Brain Development[J]. Ann Nutr Metab，2019，75（Suppl 1）：44-54.

[17]王立伟，曹卫东，朱英，等.中国青少年体育发展报告（2018）[M].北京：社会科学文献出版社，2020.

[18]约翰·瑞迪，埃里克·哈格曼.运动改造大脑[M]. 杭州：浙江人民出版社，2014.

[19]FEDEWA A L，AHN S. The effects of physical activity and physical fitness on children's achievement and cognitive outcomes：a meta-analysis[J].Research quarterly for exercise and sport，2010，82（3）：521-535.

[20]中国营养学会.中国学龄儿童膳食指南（2022）[M]. 北京：人民卫生出版社，2022.

[21]陈吉棣.运动营养学[M].北京：北京医科大学出版社，2002.

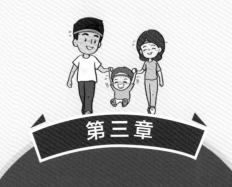

第三章

儿童和青少年
运动与健康管理

第一节 健康管理与健康风险评估

健康管理是指对个体和群体的健康危险因素进行全面管理的过程。其中健康体检是基础，风险评估与干预是关键。

2021年，《中小学生健康体检管理办法》明确：我国中小学校每年组织1次在校学生健康体检。健康体检主要包括询问既往疾病史、体格检查和实验室检查。具体内容如表23所示。

表23 中小学生健康体检应检项目

基本项目	形态指标检查	身高、体重、腰围、臀围
	内科检查	心、肺、肝、脾、血压、肺活量
	外科检查	头部、颈部、胸部、脊柱、四肢、皮肤、淋巴结
	耳鼻喉科检查	听力、外耳道与鼓膜、外鼻、嗅觉、扁桃体
	眼科检查	眼外观、远视力、屈光度
	口腔科检查	牙齿、牙周
实验室检查	血液	血常规、丙氨酸氨基转移酶

根据体检结果的综合评价，是否存在生长发育问题和营养不良、脊柱弯曲、视力不良、龋齿等风险都会被重点识别出来。这其实就是我们经常提到的健康风险评估。

如果通过学校的健康体检发现了问题，通常都会建议学生到医疗机构接受全面的健康检查，并寻求专业的干预方案。尤其对于超重、肥胖、脊柱弯曲异常等儿童、青少年，有效的运动干预可以从生理、心理和机体代谢等角度多方面带来益处。针对个体的差异，采取更加科学的、有效的、可持续的运动锻炼，则是需要基于个体全面的健康检查和专业人员的评估，制订相应的运动计划。

在运动机能测试之前进行的健康体检，是为了及早发现并治疗有疾病者；了解身体状况，便于有计划、有针对性地进行适量体育运动。此时的健康体检项目主要包括以下几个方面。

病史：病史采集主要包括既往史、家族史、现病史和运动史。既往史包括出生史、喂养史、生长发育史、预防接种史、传染病接触史和既往所得过的疾病及接受的治疗、服用的药物。家族史主要了解家族中是否有遗传病或其他家庭成员的健康状况。现病史是指目前的疾病状态，包括主要症状、病情发展和诊治经过。运动史主要包括参加的运动项目和运动年龄等相关信息。

体格检查：包括体温、呼吸、脉搏、血压、身高、体重、腰围、臀围等，以及内外科专科检查。

实验室检查：包括血常规、尿常规、便常规等一般检查，肝功能、肾功能、血脂和血糖等生化检查。

辅助检查：包括放射 X 线检查、心电图、脑电图、肌电图和超声检查等。

第二节 运动机能评估指标和方法

运动机能评估是通过利用运动人体科学理论、实验技术及相关医学检测手段，综合、全面地评估测试者身体机能水平，同时对测试者运动所能承受的负荷进行科学的诊断，从而帮助测试者提升运动能力的方法学。

运动机能测试的对象是通过健康体检筛查，发育正常、无疾病、无明显生理缺陷的健康儿童、青少年。如果通过健康体检发现心脏病、高血压、哮喘等健康风险，则不适宜接受运动机能评估。此外，如果近期出现发热、腹泻等疾病，体力尚未恢复到正常状态，也不能直接参加评估。

一、身体形态

身体形态是身体的外部形状和特征，包括人的身高、体重、坐高，以及胸、腰和臀等部位相关围度和皮褶厚度等。通过测定身体形态学指标可以了解儿童、青少年骨骼、肌肉的发育程度，以及人体的营养状况，对衡量生长发育具有重要意义。

1. 身高测评

测试目的：身高指头部、脊柱与下肢长度的总和，年龄越小，身高增长越快，身高有婴儿期和青春期两个生长高峰。身高的增长规律与体重相似，人体身高测试与体重测试相配合，能够评定人体的身体匀称度、评价人体生长发育及营养状况的水平。

测试器材：人体测高计。

根据《7 岁 ～ 18 岁儿童青少年身高发育等级评价》标准，身高发育水平分成 5 个等级：身高 < -2SD 为下等；身高 ≥ -2SD 且 < -1SD 为中下等；身高 ≥ -1SD 且 ≤ +1SD 为中等；身高 > +1SD 且 ≤ +2SD 为中上等；身高 > +2SD 为上等（表 24、表 25）。

表 24　男生身高发育等级划分标准

单位：cm

年龄 / 岁	-2SD	-1SD	中位数	+1SD	+2SD
7	113.51	119.49	125.48	131.47	137.46
8	118.35	124.53	130.72	136.90	143.08
9	122.74	129.27	135.81	142.35	148.88
10	126.79	133.77	140.76	147.75	154.74
11	130.39	138.20	146.01	153.82	161.64
12	134.48	143.33	152.18	161.03	169.89
13	143.01	151.60	160.19	168.78	177.38
14	150.22	157.93	165.63	173.34	181.05
15	155.25	162.14	169.02	175.91	182.79
16	157.72	164.15	170.58	177.01	183.44
17	158.76	165.07	171.39	177.70	184.01
18	158.81	165.12	171.42	177.73	184.03

表 25　女生身高发育等级划分标准

单位：cm

年龄 / 岁	-2SD	-1SD	中位数	+1SD	+2SD
7	112.29	118.21	124.13	130.05	135.97
8	116.83	123.09	129.34	135.59	141.84
9	121.31	128.11	134.91	141.71	148.51

续表

年龄/岁	-2SD	-1SD	中位数	+1SD	+2SD
10	126.38	133.78	141.18	148.57	155.97
11	132.09	139.72	147.36	154.99	162.63
12	138.11	145.26	152.41	162.23	166.71
13	143.75	149.91	156.07	162.23	168.39
14	146.18	151.98	157.78	163.58	169.38
15	147.02	152.74	158.47	164.19	169.91
16	147.59	153.26	158.93	164.60	170.27
17	147.82	153.50	159.18	164.86	170.54
18	148.54	154.28	160.01	165.74	171.48

2. 体重测评

测试目的： 体重为各器官、系统、体液的总重量，其中骨骼、肌肉、内脏、体质、体液为主要成分。受试者体重测试与身高测试相结合，能够评定学生的身体匀称度，评价生长发育的水平及营养状况。

测试器材： 杠杆秤或便携式电子体重测量仪。

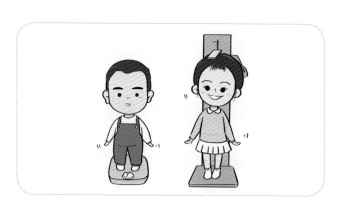

3.BMI 测评

BMI 是目前常用的评估健康体重的指标。

6 ~ 18 岁学龄儿童、青少年超重与肥胖的 BMI 筛查界值如表 8 所示。

4. 身体成分测评

人体重量由脂肪重量和去脂体重组成。身体成分测试是身体脂肪含量和非脂肪含量分别占体重的百分比。对人体脂肪重量和体脂百分比（体脂率）的测试可以反映儿童、青少年的生长发育和营养状况（表 26）。

表 26　体脂率的标准参考值（适用于所有年龄）

分类	体脂率 / %	
	男子	女子
最低脂肪含量	3.0 ~ 5.0	11.0 ~ 14.0
运动员	5.0 ~ 13.0	12.0 ~ 22.0
较理想含量	12.0 ~ 18.0	16.0 ~ 25.0
潜在危险量	19.0 ~ 24.0	26.0 ~ 31.0
肥胖	25.0 及以上	32.0 及以上

身体组成成分的研究方法较多，其中比较可靠、有效而且实用的有：水下称重法、皮褶厚度法、生物电阻抗法、空气称重法、超声测量法等，其中皮褶厚度法、生物电阻抗法最为常见。

（1）皮褶厚度测量法

皮褶厚度测量法是评估体脂百分比的常用方法，可通过皮褶厚度钳进行测量。皮褶分析是基于皮下脂肪（即紧贴皮肤下的脂肪含量）与身体脂肪总量呈正比这一原则进行。

测试器材： 皮褶厚度计。

测试部位： 注意应捏起测量部位的皮肤及皮下组织。

测量方法： 测量皮褶厚度时，其读数允许误差应小于 0.1 cm。被测量者自然站立，暴露身体的测量部位。测量时，检查者右手持测量仪，左手拇指、示指指距 3 cm，以指腹捏起测量部位的皮肤及皮下组织，轻轻捻动皮褶，使之与肌肉分离，将测量仪两钳头置于手指下方夹住皮褶，待测量仪指针稳定后立即读数。

肱三头肌皮褶厚度测量： 被测者身体直立，双臂自由悬垂至身体两侧，手心朝向大腿，在肩峰和鹰嘴之间的中间位置进行水平测量。

肩胛下角皮褶厚度测量： 在低于肩胛骨下角 1 cm 处，与脊柱成 45 度角捏起皮褶测量。

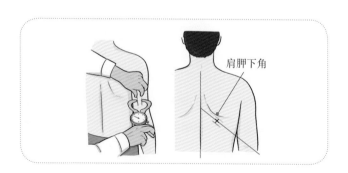

肩胛下角

计算公式： 体脂百分比 =（4.201÷身体密度−3.813）× 100%。以皮褶厚度数值推测身体密度的公式很多，选择推测公式应考虑受试者的年龄、性别、身体形态特点，青少年测评中，最常用的和认可度较高的是"日本长岭–铃木法"（表27）。

表27 日本长岭–铃木法身体密度（Db）计算公式

年龄	男	女
9 ~ 11 岁	1.0879-0.00151×上臂部皮褶厚度	1.0794-0.00142×上臂部皮褶厚度
12 ~ 14 岁	1.0868-0.00133×上臂部皮褶厚度	1.088-0.00153×上臂部皮褶厚度
15 ~ 18 岁	1.0977-0.00146×上臂部皮褶厚度	1.093-0.00160×上臂部皮褶厚度

（2）生物电阻抗分析法

生物电阻抗分析法是一种通过电学方法进行人体组织成分分析的技术。其测定原理主要利用人体去脂体重和体脂的电流导向性差异对身体组成成分进行估测。评价人体内细胞内液、细胞外液、蛋白质、脂肪以及矿物质的含量是否正常。

测试器材： 人体成分分析仪。

测试方法： 因不同的设备之间存在一定差异，具体测量方法需要根据仪器使用说明进行操作。但不管是何种类型仪器，受检者不能佩戴钥匙等金属制品，并确定体内不能有植入式电子设备。整个测试过程中，受试者赤脚站在仪器上，后脚跟踏到环形的脚步电极上，整个脚掌与椭圆的脚步电极紧密接触，双手握住分析仪的把手。

5. 身体姿势评估

身体姿势是指身体各部位在空间上的相对位置。良好的身体姿势要求身体的各个部位保持在正确的位置上，而不良的身体姿势可能会导致肌肉疼痛、关节活动障碍或全身不适。姿势一旦发生异常，就可能改变身体各内脏器官的功能，引起体质下降，甚至导致生理缺陷和某种疾病，而且还影响人的形体美和精神面貌。

（1）静态姿势评估

静态标准身体姿势正面观： 进行正面观评估时，让其面向铅垂线，站在铅垂线和墙壁之间，双脚与铅垂线等距。若姿势良好，铅垂线将从脚和脚踝之间等距离穿过，并与耻骨、肚脐、胸骨、下颌骨、上颌骨、额骨相交。

静态标准身体姿势背面观： 后面观评估方法与正面观评估方法一样（除了面向相反）。若姿势良好，铅垂线应正好将骶骨二等分，并与脊柱棘突重叠。

静态标准身体姿势侧面观： 让受试者侧身站在铅垂线和墙壁之间，铅垂线直接对准外踝前部。若姿势良好，铅垂线应正好穿过膝关节的前 1/3 处、股骨大转子和肩锁关节，并且位于颅骨的颞骨乳突稍前方。

（2）动作功能评估

动作功能评估通过 7 个基础动作筛查人体整体动作控制稳定性、身体平衡能力、柔软度、本体感觉能力、运动对称性。通过观察这 7 个动作的完成质量来对受试者进行评估，可以发现受试者基础动作上的薄弱环节和不对称的地方。基础动作薄弱或不对称会严重影响训练者的训练效果，并增加运动损伤风险。

过顶深蹲

测量目的：上下肢灵活性、姿势控制能力、骨盆和腹部肌群的稳定性。

测量方法：双脚间距离与肩同宽，平行对称，脚尖不得朝外。将横杆置于头顶上，调整双手位置，使肘与杆成90度角。然后，双臂伸直。指示受试者慢慢下蹲至尽可能低的姿势，保持双侧脚后跟着地，身体面向前方，抬头挺胸，横杆尽可能高地举过头顶。双膝与双脚在同一垂直面内，双膝不得外翻。

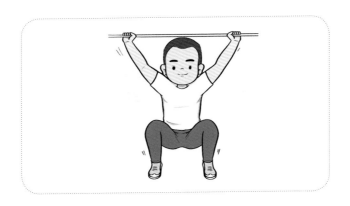

跨栏架步

测量目的：髋部两侧、双膝、双踝的灵活性和稳定性。

测量方法：双脚并拢站直，双脚脚尖轻触测试工具；双手握住长杆，把长杆水平放在后颈，贴在肩膀上。保持上身挺直，抬起右腿，跨过栏架，抬腿时注意脚尖要向上勾起，保持右脚与右踝、右膝、右髋成一条直线。右脚脚跟着地，落脚时注意保持右脚与右踝、右膝、右髋成一条直线，将右脚移回原位。

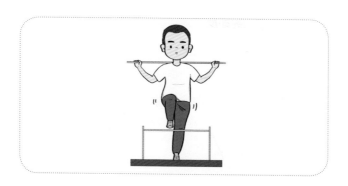

直线弓箭步．

测量目的： 快速评估左右躯干及下肢运动机能。

测量方法： 受试者与前脚不同侧的手应在颈椎后处握住横杆。另一只手则在腰椎后处握住横杆。横杆在过程中保持与地面垂直。

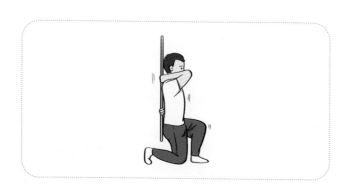

肩部灵活性

测量目的：检测肩关节区域、胸椎、胸廓在上肢相对的肩部运动中，是否保持自然对称的运动功能。

测量方法：测量受试者腕褶痕远端与最长手指尖端的长度，即受试者的手长。测量受试者两手相距最近两点之间的距离，此距离即反映受试者肩关节灵活度的大小。

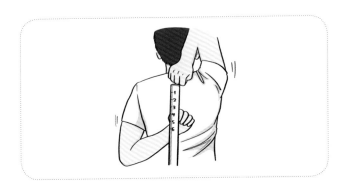

主动直膝抬腿

测量目的：识别髋关节屈曲的主动灵活性，判断运动中身体核心的初始稳定性和持续稳定性。

测量方法：受试者仰卧，两臂侧放，手掌朝上，头部平放于地面。双膝下放置测试版。双脚呈中立位，脚掌与地面垂直。将横杆放置在髂前上棘和膝关节中线中间，与地面垂直。接着，让受试者抬起测试一侧腿，同时保持该侧下肢踝、膝初始姿势不变。活动腿上抬到最高位时，非活动腿保持中立位不移动。

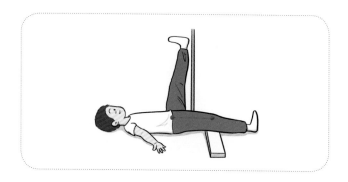

躯干稳定俯卧撑

测试目的： 测试身体核心稳定性。良好的躯干稳定俯卧撑动作要求受试者不借助脊柱和髋部运动来独立完成该动作。

测试步骤： 受试者俯卧，两臂伸展过头顶。男性受试者和女性受试者的初始姿势不同。男性受试者双手拇指放在前额顶端，女性受试者双手拇指放在下颌位置。

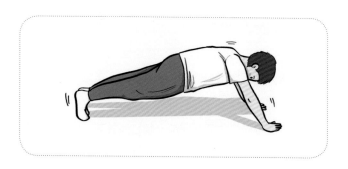

躯干旋转稳定性

测试目的： 上下肢协同运动能力，骨盆、身体核心及肩带稳定性。

测试方法：受试者四肢着地，在受试者的双膝与双手之间放置测试板。脊柱与板平行，双侧肩、髋关节与躯干成 90 度角，双脚勾脚尖，脚掌与地面垂直。受试者收肩，同时伸展同侧肘和膝关节，然后将肘关节与膝关节相互触碰，并保持身体与板对齐。受试者将肘关节和膝关节靠拢时脊柱弯曲。

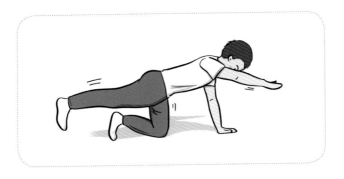

二、心肺机能

心肺机能是人体呼吸、血液和循环系统功能的综合表现，即心脏输送血液与氧气至全身的能力。心率、血压、肺活量是评估心肺机能最常用的指标，其测量简单易行，又能客观反映心血管机能的水平。心肺机能较佳的人，通常也会具备较好的运动能力，可避免心血管疾病的发生。通过测试心肺机能，可以有效地监控运动训练过程，评价运动能力，从而有针对性地调整运动计划，预防过度训练和运动损伤。

1. 心率监测

（1）心率类型

心率是一项反映运动强度的间接指标，也被广泛用于健康和疾病方面的心肺机能监控。心率是指心脏每分钟跳动的次数，以"次／分钟"来表示。测量心率最简单的方式是计算脉搏。脉搏频率随着年龄的增长而逐渐减慢。儿童、青少年心脏的心肌纤维短而细、弹力纤维分布较少、心脏瓣膜发育尚不完善、心脏的重量及容积都比成人小，基于以上特点，其心脏收缩力量较弱，心脏的每搏输出量不及成人，主要靠加快心率来增加心排血量以适应需要。随着年龄的增长，这种差距不断减小，到十八九岁时，心率趋于稳定，女生高于男生。一般我们会监测不同种类的心率，从而实现对运动的有效监控。

安静心率

安静心率应在安静状态下进行测量，也可在运动之前进行测量，建议在清晨空腹状态下测量最佳。

清晨醒来即刻的心率，称为基础心率。基础心率的计算方法是记录 10 秒的脉搏次数，然后将这个数字乘以 6。基础心率可以反映前一天的运动强度，当记录的心率数据每分钟提高 6 ～ 8 次或更多时，这可能意味着前一天的运动强度过大，或者正常生物钟受到了影响，可以考虑调整运动计划。心肺机能优者，其安静心率相对较低。

最大心率

最大心率是单位时间内的最大心跳次数。全力运动至疲惫时可达到最大心率。随着年龄增长，最大心率会下降。最大心率一般常用"220-年龄"进行估算。例如，一个 15 岁的男生，其最大心率估测为 205，即 220-15=205，代表该男生的心率上限是 205。

储备心率

确定了储备心率的次数，可通过该数字乘以所需的运动强度（比如中等运动强度即乘以 40%～70%），就可以得出储备心率的百分比。储备心率的百分比，加上静息心率即为靶心率。其计算公式为：靶心率 =[（220-年龄）-静息心率]× 运动强度 + 静息心率。

（2）心率测量法

触诊法

测试目的： 触诊是通过感觉血液流过动脉时引起的动脉规律性的收缩、扩张来确定心率的过程。常用的位置是桡动脉和颈动脉。

测试方法： 计数时，第一次脉搏计为零，然后统计事先确定的时间内的跳动次数。如计数 10 秒的脉搏次数乘以 6，就是 1 分钟心率。

心率监测仪

心率监测仪是通过佩戴在胸口胸带上的传感器检测心跳，并将检测结果传输到数字显示终端设备上（常见的显示终端设备如腕表样）。心率监测仪大约每 5 秒更新一次心率信息，跳动频率随运动量大小而变化，运动量越大心跳越快，可实时监控心率，动态掌握运动强度情况。

2. 血压监测

血压有明显的年龄特点和性别差异。血压的测量通常在运动前、运动中和运动后进行。运动时血压的变化因人、运动类型和运动强度而异。一般测量血压是测量动脉血压。

测试器材： 汞柱式血压计。

测试方法： 被检者取坐位，裸露右上臂至肩部，伸直肘部，平放在桌面上，手掌向上，使血压计零点与肱动脉、心脏处于同一水平。排尽袖带内空气，将袖带平整无折地缚在被检者右上臂，袖带下缘距肘窝 2 cm，松紧适宜。在肘部扪及肱动脉搏动，戴上听诊器，将听诊器体件贴在肱动脉处，不可压得太重，不得塞在袖带下。关闭加压气球气门，打气至肱动脉搏动音消失后再使水银柱升高 30 mmHg，然后以每秒 2 ~ 6 mmHg 的速度放气，当听到至少连续两次搏动音时，将第一声搏动音所处水银柱刻度数值记录为收缩压，搏动音消失时为舒张压。如某次检测血压≥血压偏高界值点，需在非同日进行3次及以上测量，且每次检测血压均≥血压偏高界值点，测量时间间隔不少于 1 ~ 2 周，血压持续增高者确定为高血压。

3. 呼吸机能测评

肺活量是指最大吸气后，从肺内尽力所能呼出的最大气量。肺活量是肺功能测定的常用指标，是反映肺一次通气的最大能力。肺活量的大小与年龄、性别、身高、体重、呼吸肌强弱及运动形式等因素有关。

测试器材：电子肺活量计或回旋式肺活量计。

测试方法：被检者取站立位，测量前做两次扩胸动作。然后尽力深吸气，吸满气后立即向肺活量计的口嘴内以中等速度尽力深呼气，直到不能再呼气为止。

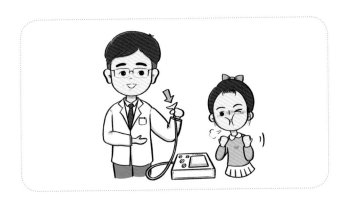

三、有氧代谢能力

有氧代谢是人体运动过程中主要的供能方式，也是人体运动能力的基础，任何运动都离不开有氧运动能力支撑。常用的评定人体有氧代谢能力的测试方法有三种：最大摄氧量测试，PWC170 测试法，乳酸阈测定。

1. 最大摄氧量测试

最大摄氧量是指人体在进行有大量肌肉群参加的长时间剧烈运动过程中，当心肺机能和肌肉利用氧的能力达到人体极限水平时，单位时间内所能摄取的氧量。它反映了人体吸入氧、运输氧和利用氧的能力，是评定人体有氧工作能力的重要指标之一。

（1）跑台测试

在运动过程中，通过使用特制的呼吸面罩使受试者正常吸入空气，呼出的气体将被收集到特制的气袋内，以备用专门的气体分析仪进行气体分析，或直接输入到气体分析仪内进行气体分析，气体分析仪根据呼出气中的氧含量可直接计算出受试者的最大摄氧量。

测试器材：电动跑台、气体分析系统、心率监测仪。

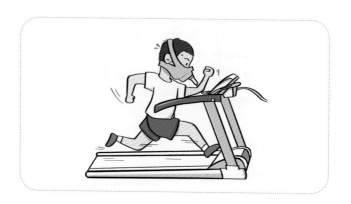

测试方法：测试时的起始负荷、递增时间、递增负荷需根据受试者的性别、年龄、运动项目和运动能力来确定。最大摄氧量测试时间一般为 12 分钟左右，起始功率为最大功率的 30%，每级递增 10% ~ 15%。

测试时，受试者需戴好面罩，胸前戴心率监测仪。观察安静状态下受试者的通气量、氧耗量、心率及呼吸商等指标是否符合要求。然后，受试者在台上慢跑，速度为 4 ~ 5 千米 / 小时，运动 5 分钟。随后强度增加，心率上升至 120 ~ 130 次 / 分钟。当准备活动心率达到 140

次 / 分钟左右后，休息片刻。当心率恢复至 120 次 / 分钟后，受试者需以 7 千米 / 小时的速度开始测试，每运动 3 分钟后递增一级负荷，逐级负荷分别为：8 千米 / 小时、9 千米 / 小时、10 千米 / 小时、11 千米 / 小时、12 千米 / 小时、13 千米 / 小时。当负荷继续增大时，摄氧量逐级增加并与心率呈线性关系，当强度达到一定程度以后，摄氧量不再随心率增加而出现平台，此时所获得的摄氧量数据就是受试者的最大摄氧量。

（2）Astrand ～ Ryhming 功率车测试

让受试者在功率车上进行一项持续 6 分钟的单级试验。要求受试者以中等功率蹬踏自行车测功计，直到出现稳定的心率为止，然后，根据功率和心率，使用 Astrand ～ Ryhming 列线图，推测出最大摄氧量。因为最大心率随年龄增长而下降，需根据年龄修正推测出最大摄氧量。

2. PWC170 测试法

PWC170（Physical Work Capacity）是一种定量运动的功能实验方法。它表示当心率达到每分钟 170 次时，身体在单位时间内所能完成的做功量（功率）。这一实验是利用心率和功率之间的关系来评价个体心肺机能状况，以及体育锻炼和训练水平。PWC170 值越大，说明身体机能越好，耐力素质越高，运动成绩就越好。

3. 乳酸阈测定

在渐增负荷运动中，血乳酸浓度随运动负荷的递增而增加，当运动强度达到某一负荷时，血乳酸出现急剧增加的那一乳酸值拐点称为"乳酸阈"。受试者在递增负荷运动试验中，连续采集每一级运动负荷时的血样，一般用耳垂或指尖末梢血，测得其乳酸阈值。

四、无氧代谢能力

无氧代谢能力是指运动中人体肌肉的无氧代谢供能系统提供三磷酸腺苷的极限能力，它表示肌肉在磷酸原和糖酵解供能条件下的做功能力。常用的评定人体无氧工作能力的方法包括：磷酸原能商法、Margeria 台阶实验、Wingate 无氧试验、30 米冲刺法。

五、肌肉力量与耐力运动

肌肉（骨骼肌）是人体运动的原动力。所有的身体活动均是由肌肉收缩发力牵动骨杠杆系统产生的特定运动。在人类漫长的进化过程中，受多种因素的影响，肌肉从形态结构到功能发生了特定的进化效果。比如，受直立行走的影响，下肢肌肉较上肢更发达，下肢伸肌较屈肌更发达。受日常生活及生产劳动的影响，上肢的屈肌较伸肌更发达。中枢神经系统驱动肌肉运动产生肌肉力量，从而引起人体的各种关节活动或维持身体的各种姿态及平衡，是人的日常活动的基础，同时也是人体机能评定重要的功能性指标。

评估人体健康的指标包括心肺机能、肌肉力量、肌肉耐力、身体成分与柔韧性等。其中，涉及肌肉力量的指标就占据 2 项。由此可见，肌肉力量对人体健康的重要性。根据肌肉运动时肌纤维长度的变化特征，肌肉的收缩方式分为向心收缩、静力收缩及离心收缩。

肌肉力量的大小受诸多因素的影响，诸如激活的运动单位类型和数量、每个运动单位的刺激频率、肌肉体积的大小、肌纤维和肌节的长度、肌纤维收缩的速度等。此外，遗传、心理及社会发展进步所带来的生活方式的改变，对肌肉力量的大小也产生影响。

随着科技水平的发展，汽车、网络及智能化设备的普及，人们的生活水平、工作环境及生活方式发生了重大变化。由于对电脑、手机等智能化电子产品的依赖，人们的日常生活明显表现出静大于动的特质。运动不足或体力活动不足导致肌肉力量水平下降，进而引发的儿童、青少年生长发育异常，甚至导致其发生与成人类似的慢性病的情况越来越常见。了解肌肉力量和肌肉耐力在青少年生长过程中的特点，有助于帮助家长更好地理解其相关规律，从而可以有效指导孩子的日常运动。

肌肉力量是人体运动机能的基本素质，是人体运动系统在工作时克服或对抗阻力的能力，是影响人体运动能力的基本要素，也是健康评价的重要维度。

1. 肌肉爆发力

一般用肌肉功率来评价肌肉爆发力。根据物理学定义，功率是描述物体单位时间内做功快慢的物理量，是速度与力量的乘积。肌肉爆发力 = 肌肉功率 = 力量 × 距离 / 时间 = 力量 × 速度。于是，便产生了一种认识，肌肉功率即为肌肉爆发力。但是，相同的肌肉功率输出可以在较大的力量和较小的速度，或者较小的力量和较大的速度下获得，显然在较大力量和较小速度时获得的肌肉功率输出不是爆发力。

据此，爆发力可定义为在肌肉收缩的开始阶段，肌肉收缩力量的上升比率。也就是说，肌肉爆发力就是单位时间内产生最大肌肉力量的能力。

2. 肌肉耐力

肌肉耐力也被称为力量耐力，良好的肌肉耐力水平能够提高肌肉的抗疲劳能力，同时可减少伤病的发生率。例如，在儿童、青少年很多耐力训练项目中，肌肉耐力水平显得尤为重要。

3. 影响肌肉力量的因素

人体肌肉力量的自然发展主要受社会学、遗传学及生理学等因素的影响。社会学因素包括年龄、性别、职业、环境及锻炼行为等的差异性。遗传学因素包括基因的差异性。生理学因素包括肌纤维的类型、肌肉质量及神经肌肉协调的差异性等。上述因素并非独立对个体产生影响，而是相互之间融合后，综合施加于个体。

儿童 6 岁开始肌肉力量随着年龄增长，儿童的手臂

肌肉横截面积和握力随之增大，女孩握力最大增长出现在
10.5 岁，随后增长速度减慢；而男孩从 14 岁时出现最大
增长，直到 20 岁肌肉横截面积和握力都有明显增长。儿
童、青少年阶段，骨骼的快速发育导致身高快速增长。这
一阶段，肌肉的发育表现为纵向发展快于横向发展。当身
高的增速缓慢下来后，受体内性激素分泌增长的影响，肌
肉发育表现为肌纤维不断增粗，肌肉横断面积不断增大，
导致肌肉力量的增长幅度加大，出现敏感期效应。

　　儿童、青少年肌肉力量生长发育和骨骼发育类似，肌
肉力量的增长会经历两次生长高峰期。10 岁以前，伴随着
身体的自然生长发育，男性、女性肌肉力量均表现出缓慢
而平稳地增长；从 11 岁起，肌肉力量增长速度明显加快，
青春期后半阶段（女孩 15～17 岁，男孩 16～18 岁）是
神经肌肉系统及肌肉力量发展最快的时期。青春期过后，
肌肉力量仍在增长，但增长速度很低，女性在 18～22 岁
肌肉力量达到高峰，男性肌肉力量高峰在 22～25 岁。

　　此外，肌肉的绝对力量取决于该肌肉的生理横断面
积，由肌纤维的数量和大小决定。横断面越大，肌肉收缩
时产生的力量也越大，两者接近正比例关系，肌肉横截面
积每增加 1 cm，肌肉力量可提高 3～4 kg。上、下肢围度
变化通常能反映肌肉横截面积的大小。从儿童时期早期到
青春期肌纤维随年龄持续增长，肌纤维直径在幼儿期和儿
童时期早期没有明显与性别相关的变化，男女肌纤维径向
值在 16 岁时均达到高峰。青春期男孩的平均纤维面积比
女孩的大。大腿围度与膝关节屈、伸肌群力量之间呈显著

性相关，是评定大腿肌肉力量的一个简易指标。随着年龄增长，男女肘、膝关节屈、伸肌最大肌肉力量分别随上、下肢围度增长而有极显著地增加，与男女肌肉力量的增龄变化呈显著正相关。8 ~ 13 岁儿童肌肉横截面积比成年人小 45%，而最大跳跃爆发力是 20 ~ 35 岁成年人的 65%。

六、肌肉力量测试与评价

力量就是运用自身的力去克服内外阻力的能力。肌肉力量可增强运动表现，有助于提高运动技术动作的完成质量，从而避免损伤。可以通过特定动作最大用力值测定肌肉的最大力量，也可通过一定动作的连续重复测定肌肉耐力。此外，爆发力也是力量素质的一种重要属性。测试肌肉力量水平对于人体的运动机能评估具有明显的实用价值，例如，监控人体对训练方案的反应，判断抗阻力训练中的训练负荷，监控受伤后的康复情况等。

1. 握力测试

测试目的： 测试受试者前臂及手臂力量的抓握能力。

测试器材： 电子握力计。

测试方法： 受试者两脚自然分开，与肩等宽，身体保持直立，手心向内持握力计，使握力计指针向外。用力手紧握内外把柄，用力至最大限度时读数，左右手轮流进行测试，测试之间给予 90 秒的休息时间。握力数值以千克为单位，重复 2 次，取最佳成绩。7 ~ 19 岁青少年握力情况如表 28 所示。

表 28　青少年握力测试平均成绩

年龄 / 岁	男生握力 / kg	女生握力 / kg
7	10.4	9.1
8	12.5	10.8
9	14.3	12.6
10	16.1	14.8
11	19.0	17.7
12	22.9	20.0
13	28.7	22.2
14	33.4	23.5
15	37.4	24.4
16	39.9	25.1
17	41.9	25.6
18	43.0	25.9
19	42.6	26.1

2. 俯卧撑

测试目的：测试上肢的力量和耐力。

测试方法：受试者双手置于地面，与肩同宽，脚尖着地，身体呈一条直线向上推起，同时保持手臂伸直。然后让受试者将身体重心降低，直至手臂屈曲呈 90 度，再回到起始位置。受试者以一个舒适的速度（20 ～ 30 次 / 分钟）继续完成动作直到不能再做出符合标准的动作为止。在保持动作要求的同时，尽可能多地完成重复次数，其中不能停顿休息。过程中保持背部和腹部收紧，身体呈一条直线。

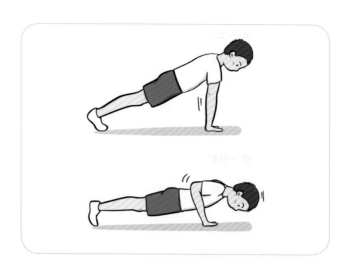

3. 引体向上

测试目的： 测试上肢力量和耐力。

测试器材： 单杠。

测试方法： 受试者正手握杠，双手分开与肩同宽，身体呈直臂悬垂姿势。受试者将身体向上拉起直至下巴超过横杠上缘时，还原起始姿势。记录受试者完成的次数。

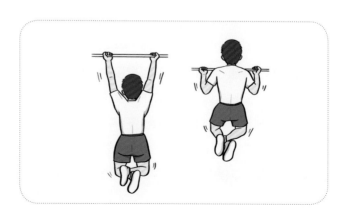

　　根据《国家学生体质健康标准（2014年修订）》，我国儿童和青少年仰卧起坐和引体向上标准如表29、表30所示。其中男生小学三年级～六年级测评一分钟仰卧起坐；初中、高中、大学测评引体向上。女生全部测评仰卧起坐。

表29　男生一分钟仰卧起坐、引体向上单项评分表

单位：次

等级	单项得分	三年级	四年级	五年级	六年级	初一	初二	初三	高一	高二	高三	大一大二	大三大四
优秀	100	48	49	50	51	13	14	15	16	17	18	19	20
	95	45	46	47	48	12	13	14	15	16	17	18	19
优秀	90	42	43	44	45	11	12	13	14	15	16	17	18
良好	85	39	40	41	42				13	14	15	16	17
	80	36	37	38	39	9	10	11	12	13	14	15	16
	78	34	35	36	37								
	76	32	33	34	35		9	10	11	12	13	14	15
	74	30	31	32	33								
	72	28	29	30	31	7	8	9	10	11	12	13	14
及格	70	26	27	28	29								
	68	24	25	26	27	6	7	8	9	10	11	12	13
	66	22	23	24	25								
	64	20	21	22	23	5	6	7	8	9	10	11	12
	62	18	19	20	21								
	60	16	17	18	19	4	5	6	7	8	9	10	11
不及格	50	14	15	16	17	3	4	5	6	7	8	9	10

续表

等级	单项得分	三年级	四年级	五年级	六年级	初一	初二	初三	高一	高二	高三	大一大二	大三大四
不及格	40	12	13	14	15	2	3	4	5	6	7	8	9
	30	10	11	12	13	1	2	3	4	5	6	7	8
	20	8	9	10	11		1	2	3	4	5	6	7
	10	6	7	8	9			1	2	3	4	5	6

表 30　女生一分钟仰卧起坐单项评分表

单位：次

等级	单项得分	三年级	四年级	五年级	六年级	初一	初二	初三	高一	高二	高三	大一大二	大三大四
优秀	100	46	47	48	49	50	51	52	53	54	55	56	57
	95	44	45	46	47	48	49	50	51	52	53	54	55
	90	42	43	44	45	46	47	48	49	50	51	52	53
良好	85	39	40	41	42	43	44	45	46	47	48	49	50
	80	36	37	38	39	40	41	42	43	44	45	46	47
及格	78	34	35	36	37	38	39	40	41	42	43	44	45
	76	32	33	34	35	36	37	38	39	40	41	42	43
	74	30	31	32	33	34	35	36	37	38	39	40	41
	72	28	29	30	31	32	33	34	35	36	37	38	39
	70	26	27	28	29	30	31	32	33	34	35	36	37
	68	24	25	26	27	28	29	30	31	32	33	34	35
	66	22	23	24	25	26	27	28	29	30	31	32	33
	64	20	21	22	23	24	25	26	27	28	29	30	31
	62	18	19	20	21	22	23	24	25	26	27	28	29
	60	16	17	18	19	20	21	22	23	24	25	26	27

续表

等级	单项得分	三年级	四年级	五年级	六年级	初一	初二	初三	高一	高二	高三	大一大二	大三大四
不及格	50	14	15	16	17	18	19	20	21	22	23	24	25
	40	12	13	14	15	16	17	18	19	20	21	22	23
	30	10	11	12	13	14	15	16	17	18	19	20	21
	20	8	9	10	11	12	13	14	15	16	17	18	19
	10	6	7	8	9	10	11	12	13	14	15	16	17

4. 一分钟仰卧起坐

测试目的：测试腰腹部肌肉的耐力。

测试方法：受试者仰卧于垫子上，膝盖弯曲90度，双手手指交叉贴于脑后。同伴按压两侧脚踝关节处，固定下肢。受试者开始运动，双脚固定，两肘触及或超过双膝为完成一次。重复此动作，应以每三秒一次的节奏持续一分钟，记录次数。

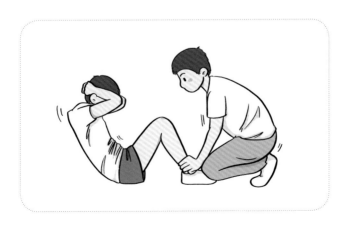

5. 立定跳远

测试目的： 测试下肢爆发力及身体协调能力。

测试方法： 以站姿开始，双脚与肩同宽，足尖紧贴起跳线。通过快速屈膝摆臂，完成一次反向运动的双脚跳跃。尽可能远地向前跳跃，落地时屈膝，保持稳定。测起跳线到落地后最远一侧足跟之间的长度。

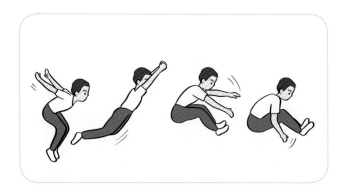

根据《国家学生体质健康标准（2014 年修订）》，我国儿童和青少年立定跳远标准如表 31、表 32 所示。

表 31　男生立定跳远单项评分表

单位：cm

等级	单项得分	初一	初二	初三	高一	高二	高三	大一大二	大三大四
优秀	100	225	240	250	260	265	270	273	275
	95	218	233	245	255	260	265	268	270
	90	211	226	240	250	255	260	263	265
良好	85	203	218	233	243	248	253	256	258
	80	195	210	225	235	240	245	248	250

续表

等级	单项得分	初一	初二	初三	高一	高二	高三	大一大二	大三大四
及格	78	191	206	221	231	236	241	244	246
	76	187	202	217	227	232	237	240	242
	74	183	198	213	223	228	233	236	238
	72	179	194	209	219	224	229	232	234
	70	175	190	205	215	220	225	228	230
	68	171	186	201	211	216	221	224	226
	66	167	182	197	207	212	217	220	222
	64	163	178	193	203	208	213	216	218
	62	159	174	189	199	204	209	212	214
	60	155	170	185	195	200	205	208	210
不及格	50	150	165	180	190	195	200	203	205
	40	145	160	175	185	190	195	198	200
	30	140	155	170	180	185	190	193	195
	20	135	150	165	175	180	185	188	190
	10	130	145	160	170	175	180	183	185

表 32　女生立定跳远单项评分表

单位：cm

等级	单项得分	初一	初二	初三	高一	高二	高三	大一大二	大三大四
优秀	100	196	200	202	204	205	206	207	208
	95	190	194	196	198	199	200	201	202
	90	184	188	190	192	193	194	195	196
良好	85	177	181	183	185	186	187	188	189
	80	170	174	176	178	179	180	181	182

续表

等级	单项得分	初一	初二	初三	高一	高二	高三	大一大二	大三大四
及格	78	167	171	173	175	176	177	178	179
	76	164	168	170	172	173	174	175	176
	74	161	165	167	169	170	171	172	173
	72	158	162	164	166	167	168	169	170
	70	155	159	161	163	164	165	166	167
	68	152	156	158	160	161	162	163	164
	66	149	153	155	157	158	159	160	161
	64	146	150	152	154	155	156	157	158
	62	143	147	149	151	152	153	154	155
	60	140	144	146	148	149	150	151	152
不及格	50	135	139	141	143	144	145	146	147
	40	130	134	136	138	139	140	141	142
	30	125	129	131	133	134	135	136	137
	20	120	124	126	128	129	130	131	132
	10	115	119	121	123	124	125	126	127

6. 垂直纵跳

测试目的： 通过测试受试者的纵跳高度，反映其下肢的弹跳力。

测量方法：受试者侧身立于墙壁旁边，靠近墙壁一侧的手臂上举，手伸直，另一手自然下垂。先测量原地摸高的高度。受试者离墙 20 cm，尽最大力量向上跳起摸高，测量其手触点上缘的高度。

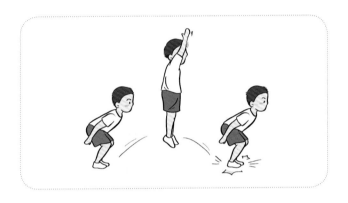

第三节　运动处方

运动处方概念在 1969 年被世界卫生组织采用，从而在国际上得到广泛认可。运动处方是指按运动参加者健康情况、体能水平，尤其是心血管功能状况，用处方的形式系统地确定运动种类、运动强度、运动时间及运动频率，指导人们有目的、有计划、科学地运动的一种方法。

儿童、青少年正处在生长发育的特殊时期。与成人相比，其在运动过程中的生理和代谢反应不完全相同，因此，需要制订科学的体育活动计划才能保证通过这些运动提高其身体适能、促进心肺健康、提升肌肉力量和骨骼健康水平，同时减少慢性非传染性疾病风险，确保运动安全。

一、运动处方FITT原则

首字母缩略词 FITT 越来越多地被应用于描述运动的剂量，即运动的频率（Frequency）、强度（Intensity）、时间（Time）、方式（Type）。

1. 频率（F）

频率即每周进行多少次运动。儿童和青少年应该在一周内的大多数时间（最好是每天）保持身体活跃状态，进行大肌肉活动，如步行、慢跑、骑自行车、玩游戏和跳舞等。对于肌肉力量和耐力训练，建议每周进行 2 ～ 3 天，且不是连续进行，需要让身体有适应的时间。

2. 强度（I）

强度指运动过程中的费力程度。其中最大摄氧量、最大心率、心率储备等数值，推荐通过运动测试测定，最大心率也可应用公式来计算。表 1 也是常用的估测运动强度的方法。

有效的锻炼强度一般为中等强度以上，其表现包括：呼吸加深、心率加快、出汗增多、不能讲完整句子，且锻炼强度以第二天身体略微酸痛，但能完全恢复、不影响学习生活为宜。耐力运动强度的判定标准如表 33 所示。

表 33 耐力运动强度分级标准

强度	最大摄氧量	最大心率	心率储备	自感劳累程度 RPE 计分	训练区间	运动项目举例
低强度	< 40	< 55	< 40	10 ~ 11	有氧	散步
中强度	40 ~ 69	55 ~ 74	40 ~ 69	12 ~ 13	有氧	快走、排球
高强度	70 ~ 85	75 ~ 90	70 ~ 85	14 ~ 16	有氧 + 乳酸	慢跑、足球或篮球
极高强度	> 85	> 90	> 85	17 ~ 19	有氧 + 乳酸 + 无氧	冲刺跑

3. 时间（T）

时间即单次运动的持续时间或总运动时间。所有儿童和青少年每天应至少运动 60 分钟，建议其中至少有 10 分钟高强度剧烈运动。每天至少运动 60 分钟的目标可以不在一次锻炼中全部完成，只要每次不少于 10 分钟，累积达到 60 分钟也是可以的。同样，可以在一次训练课中练习所有大肌群，也可以将身体划分为若干部分，每次训练课仅对部分肌群进行练习。

4. 方式（T）

方式指运动的模式或类型。身体每个主要部位每周应该有 2 ~ 3 次力量锻炼、柔韧锻炼、骨质增强型锻炼，或平衡性锻炼、灵敏性锻炼、身体协调性锻炼。但是，每天都应该有心肺机能锻炼，即有节律、有大肌群参与的有氧运动。

二、运动处方的制订

建议儿童和青少年每天至少进行累计达到 60 分钟的中等强度或高强度身体活动，包括每周 2 ~ 3 天的高强度身体活动和增强肌肉力量、骨骼健康的抗阻活动，更多的身体活动会带来更大的健康收益。同时，应该鼓励儿童、青少年参与各种有趣的、与年龄相适应的体力活动。较小的儿童应该包括非结构化的游戏活动，通常由几段中等强度和较大强度的体力活动，以及短暂的间歇构成。这些体力活动虽然时间短，但也应计入 FITT 推荐量（表 34）。

表 34　儿童和青少年的 FITT 推荐

	有氧运动	抗阻运动	骨骼负重运动	柔韧、平衡、灵敏、协调运动
频率	每天	每周 2～3 天	每周 2～3 天	每周 2～3 天
强度	大部分应该是中、高强度有氧运动，并且应该包括每周至少 3 天较高强度运动。中等强度运动时心率和呼吸显著增加。较高强度运动时心率和呼吸急剧增加	用体重作为阻力或 8～15 次最大重复次数运动至中度疲劳	不适用	不适用
时间	作为每天至少 60 分钟运动的一部分	作为每天至少 60 分钟运动的一部分	作为每天至少 60 分钟运动的一部分	作为每天至少 60 分钟运动的一部分
方式	有趣且与发育相适应的有氧体力活动，包括跑步、健步走、游泳、跳舞、骑自行车及体育运动，如足球、篮球或网球等	肌肉力量性体力活动，可以是非组织性的（如在操场的健身设施上玩、爬树或拔河）或者是有组织性的（如举重和使用弹力带运动等）	骨骼负重运动包括跑步、跳绳、篮球、网球、抗阻训练和跳房子游戏等	静态拉伸、动态平衡训练、变向移动、协调性跳跃等

为了达到运动的目的，合理安排运动频率、强度、时间、方式是必要的。尤其在能量平衡的首要目标下，结合儿童、青少年生长发育的特点和个体化的差异，科学制订可以全面发展各项体能的运动计划，并循序渐进、持之以恒地进行，才能不断突破以往的运动负荷，提高运动能力。

三、有氧运动

儿童、青少年天生喜欢奔跑、活动以及玩耍带来的自由自在。因此，儿童、青少年的有氧运动训练应由基础但充满乐趣的体育运动组成，这有助于激励孩子在生长发育过程中主动进阶到更高水平的运动健身。

儿童、青少年有氧运动的推荐：建议每天至少累计达到 60 分钟的身体活动，大部分应该是中等强度和高强度有氧运动，并且应该包括每周至少 3 天较高强度运动。

有氧运动训练基本可以分为持续有氧运动，间歇运动和循环训练三种形式。

1. 持续有氧运动

持续有氧运动是指持续较长时间的大肌肉群的运动，这些活动在强度上不一定完全一致，但是要保持数分钟至半小时，甚至 1 小时。适合青少年的连续形式的有氧运动包括慢跑、有氧舞蹈、健美操、网球、乒乓球、篮球和足球。推荐持续有氧运动过程中，监测心率应控制在最大心率的 55% ~ 74%，或者控制在储备心率（根据标准运动测试获得的最大心率、安静心率计算得出）的

40%～69%，或者控制在表 1 中的 12～13 级。

跑步是最常见的持续有氧运动的形式。跑步通常采用在田径场上跑圈的方式进行，而且很容易与其他体能训练结合在一起进行，因此跑步确实是一种非常好的增加心肺耐力的持续有氧训练方法。通常说 10 岁以上的青少年可以在田径场上进行以跑步为主的持续有氧训练，因为他们已经变得精力比较集中。但年龄更小的儿童的有氧训练应该主要以参加活动为主，宜进行带有游戏性质的跑步训练，让他们不要将注意力集中在跑步上，而是享受活动的乐趣。

示例：50 米 ×8 往返跑

练习者在中高强度的奔跑中克服自重完成加速、减速的多次循环，从而提高练习者的有氧代谢能力。

练习者从 50 米起点准备起跑，听见起跑指令后，加速跑至对侧锥桶，绕桶加速跑，返回起点锥桶，要求练习者连续完成 4 次往返，全程合理控制速度、分配体能。

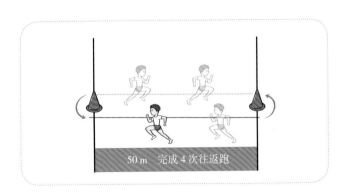

50 m　完成 4 次往返跑

示例：多种跑步姿势的持续有氧综合训练

组合多种练习手段和练习路径，使得训练更具有趣味性和挑战性，提高练习者的协调、灵敏等素质，从而提高有氧代谢能力，提高练习者的耐力素质。

练习者站在 A 点出发，完成绳梯开合跳慢跑到 B 点，倒退跑回至 A 点，从 A 点快速跑至 C 点，从 C 点完成侧滑步经过 B 点后，转身 180 度继续用侧滑步至 D 点，从 D 点快速跑至 A 点，在 4 分钟内完成多个循环。

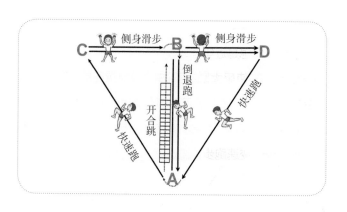

进行跑步训练，需要掌握正确的跑步姿势，避免运动损伤。跑步过程中，上肢保持直立，肩关节下沉，肘关节屈曲，腕关节中立，四指并拢，手指伸直，一手置于同侧脸颊，另一手置于同侧髋关节旁，成固定姿势不动，使肩关节沿身体前后摆动，相互交换位置。同时注意正确呼吸，2 ~ 3 步一呼、2 ~ 3 步一吸，以鼻子呼吸为主，嘴巴呼吸为辅，及时调整呼吸状态，才能更好地发挥跑步作用。

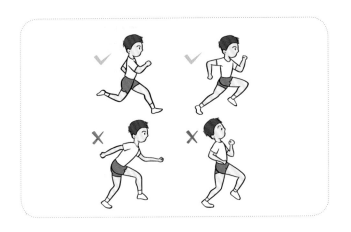

2. 间歇运动

间歇运动也是近年来比较受关注的一种有氧运动，这种方法也连续使用大肌肉群进行运动，但高、低强度进行交替，可以通过改变距离、恢复时间、重复次数或组数来控制高、低强度的变化。间歇运动的方式也可以有很多种，可以通过变速跑步、跳绳、有氧体操、篮球、足球等形式完成。

间歇运动根据间歇的时间可分为长间歇（负荷/间歇时间在 3 ~ 15 分钟）运动、中等间歇（负荷/间歇时间在 1 ~ 3 分钟）运动、短间歇（负荷/间歇时间在 10 ~ 60 秒）运动。往往负荷时间越短，给予的负荷强度越大。青少年间歇运动高强度阶段心率可以定为最大心率的 75% ~ 90%，或者定为储备心率的 70% ~ 85%。低强度阶段心率可控制在最大心率的 50% ~ 70%，或者控制在表 1 中的 12 ~ 16 级。也根据参与者的能力适当调整高、低强度的负荷强度，循序渐进。

示例：多种跑步姿势的间歇有氧运动综合训练

通过设置循环训练站的间歇训练法，增加训练的趣味性，同时提高练习者的协调、灵敏等素质，从而提高有氧代谢能力。

练习者站在 A 点出发，完成绳梯开合跳慢跑到 B 点，步行返回 A 点，从 A 点快速跑至 C 点，从 C 点步行经过 B 点后用侧滑步至 D 点，从 D 点倒退步行至 A 点，可设定每站之间的时间，在 4 分钟内完成多个循环。

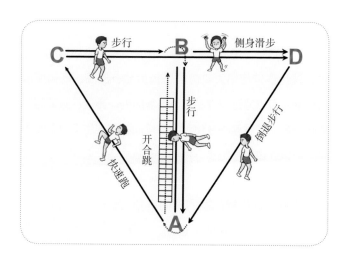

示例：跳绳间歇运动训练

组合跳跃和步行的练习，可使训练更具有趣味性和挑战性，提高练习者的跳跃、协调、灵敏等素质，从而提高有氧代谢能力。

练习者站在 A 点完成双脚持续跳绳 60 秒，步行到 B 点，在 B 点完成开合跳 10 个，绕过锥桶倒退步行返回 A

点。可设定每站之间的时间（或配合音乐指令，音乐停止时变换强度），在 4 分钟内完成多个循环。

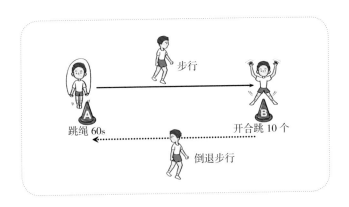

3. 循环训练

循环训练是一个连续的活动，可以包含多种运动形式，不局限于有氧运动，可结合肌肉力量训练和柔韧性训练。通过设置循环训练站的训练法，提高练习者的速度、力量等素质，从而提高有氧代谢能力。

示例：9 种运动循环训练

第 1 步：起点处原地慢跑 20 秒，然后慢跑至运动场地 2。

第 2 步：做 5 个踏板动作，然后慢跑至运动场地 3。

第 3 步：做 5 个仰卧起坐，然后慢跑至运动场地 4。

第 4 步：绕锥桶往返跑 2 轮，然后慢跑至运动场地 5。

第 5 步：越过障碍物，然后慢跑至运动场地 6。

第 6 步：海豹式行进，通过垫子，然后慢跑至运动场地 7。

第 7 步：蟹行绕过锥桶，然后慢跑至运动场地 8。

第 8 步：跳绳 10 次，然后慢跑至运动场地 9（终点）。

第 9 步：步行 1 分钟，拉伸运动 2 分钟，训练结束。

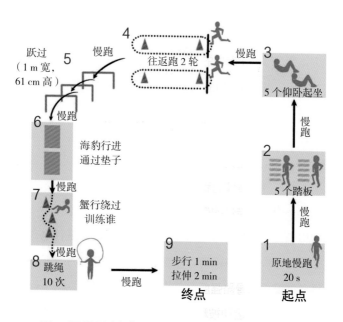

四、促骨骼健康的运动

1. 骨骼强度

骨骼是人体的支持器官。骨骼强度包括骨密度和骨质量，通常用骨矿盐密度或骨矿盐含量表示。骨矿盐密度和骨矿盐含量可占成人骨强度变异性的 74%。在骨强度的其他决定因素中，骨的大小、尺寸和皮质厚度起主要作用。成人长骨的外径可预测 55% 的骨强度变化。

2. 骨骼发育

在儿童、青少年生长和发育过程中，运动可以优化骨骼发育，增加骨矿物质的含量，且可以在青春期前期积累，并随着时间推移持续增加，人体 90% 的骨矿盐含量在 16 岁时获得。提升骨密度，增加骨强度，可以有效减少儿童、青少年骨折的风险。

骨强度与肌肉功能可以有效预测骨折风险。儿童承重骨骼的强度，在很大程度上取决于不断增长的肌肉强度以及骨骼对其的反应。

在不同类型的活动中，如阻力训练和负重训练已被证明对发育中的骨骼有积极影响。特别是，负重活动被发现是下肢骨强度特性的最佳贡献者。即在生长过程中，运动可以通过机械负荷直接影响骨骼强度；也可以通过内分泌（激素和细胞因子）或旁分泌（肌肉释放的肌细胞因子）调节间接影响骨骼强度。事实上，许多影响骨骼的激素和细胞因子通过运动被释放（或抑制）。在青春期早期，骨骼对某些运动方案特别敏感，在青春期后的几年，其影响程度会降低，这意味着骨骼有机会做出反应。

习惯性体育活动不仅提高了儿童、青少年的骨累积，而且也提高了瘦体重。而肥胖或不活跃儿童具有潜在的骨骼强度下降。具体而言，研究发现，肥胖对女孩的骨形成标志物产生负面影响，与青春期前和青春期早期男孩的胫骨的骨超声特性（即声波通过骨的速度）呈负相关。同样，与正常体重的女孩和青少年相比，超重、肥胖患者下肢骨骼的声速较低。

3. 运动种类与成骨

高强度运动，如跳跃，对骨骼结构和矿化有最大的益处。对青春期前、青春期和年轻成年人群的研究表明，这种高强度运动对骨骼矿物质积累、骨骼结构和骨几何形状具有有益的影响。

4. 骨骼对运动训练的适应

迄今为止，对不同形式运动训练的骨反应研究主要集中表明：参加高冲击负重运动（如体操和跑步）的运动员，比参加非负重运动的运动员具有更高的骨矿盐密度。

然而，发育中的骨骼软骨含量远高于成人，重复的压力可能会导致轻微的身体损伤，从而导致永久性损伤或畸形。青春期前和青春期期间的剧烈训练可能会对峰值骨量产生负面影响，这是因为训练还是能量平衡？尽管有强有力的证据表明，运动训练可以使男孩和女孩的骨骼都得到积极的适应，但当训练与能量限制相结合时，骨骼会受到一些负面影响。众所周知，饮食不足会增加年轻女性运动员的应力性骨折风险。低骨矿盐密度与这些运动员的应力性骨折风险增加相关，重要的是，它可能导致骨结构的永久性改变。

5. 骨骼健康运动注意事项

骨健康的关键特性是骨强度，而不是骨质量，儿童和青少年的骨强度的发展是通过适当施加的机械负荷（例如肌肉收缩）来实现的。因此，在成长过程中，运动直接通过机械负荷，间接通过内分泌或旁分泌，来调节、影响骨骼建模和骨骼，从而提高整体骨强度。

儿童后期和青少年早期是骨骼发育的机会之窗，高强度运动，如跳跃，对骨骼结构和矿化有最大的益处。骨量是骨强度的一个重要决定因素，且容易测量，儿童时期主要目标是促进生长和增加骨量，有利于儿童进入成年期时拥有尽可能多的骨量。

成年早期代表着另一个骨骼发育的时期。此后，运动干预的主要目标应该是减少骨质流失。不仅活动的时间对保持和改善骨量很重要，而且锻炼的类型也很重要。骨似乎在一定的负荷范围内做出反应，诱导的应变必须高于或低于一定的阈值，才能使骨产生适应性反应。适当过载的骨骼将引发建模反应，使骨骼更容易接受新水平的机械需求。由于骨的建模反应主要发生在生长期，因此，如果目标是改善和维持骨量和强度，以预防骨质疏松，那么研究不同类型的运动和体力活动对骨矿化以及骨几何结构的影响是很重要的。

注意，运动对骨骼成长有利的一面也是有阈值的，超过该阈值，过多的体力活动或过度训练可能会导致年轻运动员（主要是女性）的骨骼完整性受损。因此不同类型、强度、持续时间的运动，对不同年龄/成熟度、性别、饮食摄入量个体的骨骼的影响可能有益或有害。家长和学校应科学地引导和制订儿童、青少年的运动方案。

五、提升学习效率的运动

诸多研究已证实体育运动能够改善青少年学习效率。生活中，以下 4 个建议可以帮助孩子们科学有效地进行运动实践。

首先，体育运动强度应达到中等强度及以上。在身体条件允许的情况下，保证青少年在体育运动中的强度至少达到中等强度，即运动中的心率至少达到最大心率的 60% ~ 75%。这是因为在上述运动改善学习效率的研究中，大部分研究均采用了中等强度以上的运动，此时心肺机能才能得到有效锻炼，认知能力才能有效提升。此外，也有一些研究直接采用对照研究的方式比较了不同强度运动对青少年认知能力的影响，结果发现中高强度的运动对认知能力的改善远优于低强度运动。这说明运动强度达标是运动改善认知能力的前提。不过，这并不意味着低强度运动没有价值，如果青少年由于各种因素无法参加高强度运动，低强度运动仍然可以作为有效替代选择，仅仅是参加散步也有利于学生的情绪与心理健康，从而间接提升学生的学习效率。

其次，青少年应长期坚持体育运动，尽量做到每周进行运动。如果希望通过运动长期提升青少年的认知能力与学习效率，那么就必须保证运动计划的连贯与持续。只有长期坚持运动，才能够维持运动带来的体能与心肺机能改善，进而持续提升认知能力。而在运动量方面，有研究者在对多项干预研究进行分析之后发现，每周完成 3 次运动时青少年的认知能力提升效果最佳。因此，建议有条件的学生每周至少完成 3 次较长时间的体育运动。

再次，尝试将运动的时间段放在开始学习之前或插入到课间，而非设置到文化课学习之后。之所以推荐这样的运动时间安排，是因为体育运动不仅能在长期提升青少年的认知能力，它还能够在短期直接提升青少年的学习效率，将锻炼时间安排到学习时间之前，可以将认知能力的短期效应持续时间与学生的学习时间叠加，最大化地提升学生一天的学习效率。不过，如果将运动时间放在学习时间之前，就需要控制、降低学生的运动强度，或在运动后给予学生充足的休息恢复时间，避免高强度运动导致学生过度疲劳，反而对之后的学习产生不利影响。

最后，丰富运动类型、增加运动的认知参与度。鼓励青少年参加不同种类的体育运动，这既有助于其认知能力的全面锻炼，又可以提升青少年对运动的兴趣，帮助青少年更好地坚持运动。同时鼓励青少年参加规则复杂、难度较高的运动，这可以提升高级认知能力在运动中的参与度，进而更加有效地提升青少年的认知能力。

第四节　运动安全

青少年正处于生长发育的黄金阶段，其在生理、心理层面上尚未成熟，身体协调性、肌肉力量以及对运动风险的预判存在一定的局限，但由于年龄特点其对体育活动抱有极大热情，所以在运动中容易出现损伤。这些运动损伤，轻则擦破皮肤，重则伤筋动骨，甚至威胁生命安全。因此，加强体育活动控制，同时了解儿童、青少年运动损伤现状和特点，采取合理措施预防运动损伤，对保障儿童和青少年安全、有效地参与体育运动至关重要。

本节介绍儿童和青少年运动损伤现状，及其生长发育过程中身体素质相关指标与运动损伤的相关性，并针对性地提出相应建议和措施，有助于家长了解孩子发生损伤的原因，做好运动损伤预防和康复工作。

一、运动安全与身体素质

儿童、青少年正处于身体生长发育特殊时期，热爱运动，运动损伤时有发生。儿童、青少年参与体育运动的安全性与身体素质状况密切相关，不良的身体素质很容易导致运动损伤，损伤又会反过来影响其体质健康。轻则妨碍日常生活和学习，重则危及生命。运动损伤后处理不当，诊断或治疗不及时，将对青少年的身体健康造成一定的影响。

例如，儿童、青少年常见的肥胖会对运动安全有很大影响。因为肥胖者肌肉力量和耐力差，运动中容易发生挫伤、扭伤、拉伤等意外运动损伤事故。此外，由于青少年的关节柔韧性和肌肉力量比较弱，当运动强度大时，极易发生肌肉劳损、关节韧带拉伤和膝盖半月板损伤。

二、运动损伤类型、原因与预防

普通儿童、青少年的运动损伤和儿童、青少年运动员的运动损伤是有区别的。二者在进行运动时运动量不同，运动强度有差别，因此运动损伤类型、损伤部位以及发生损伤的原因等方面是有区别的。

进行力量素质的训练对预防运动损伤很重要。同时，进行耐力训练和柔韧性训练也会对预防损伤起到一定作用。进行长期柔韧性训练能够很好地预防运动损伤。适当强度的运动训练可以充分改善耐力，也是减少运动损伤很有效的方法。

此外，为了预防运动损伤，必须做正确的技术动作，以及适合自身体质的轻度负荷训练。骨折是运动损伤较为严重且常见的一种类型，虽然骨折一般在所有运动损伤中，只占据很小的一部分，但是对于受伤的群体来说，骨折除了会造成一定的运动损伤之外，还可能影响其继续参与运动竞技。因此必须履行正确的训练原则，选择合格的训练场地和训练装备。对于运动的参与者，尤其是要进行大强度训练的运动员，应首先了解相应运动项目可能发生损伤的原因和易损伤部位，这才是降低骨折发生、预防骨折的关键。其他常见运动损伤有挫伤、擦伤、拉伤、撕裂伤、关节脱位、劳损等。在足球运动中，常见的身体损伤为小腿、踝、膝和臀部的肌肉拉伤、扭伤和挫伤。

三、运动损伤的风险因素

运动损伤常见风险因素有：生长发育、认知行为、活动水平、周围环境及运动过程中的因素。也可以将运动损伤的影响因素分为内因和外因。外因包括器材设施、场地表面、规则变化、运动时间等；内因包括个体体质状况、柔韧性、平衡能力等。

1. 生长发育特点

伴随着骨骼的快速增长，青少年增加运动损伤风险还有其潜在的生理原因。例如，在不成熟的骨骼（肌肉力量快速增长期间）上突然产生剧烈的肌肉牵引，会导致生长板的严重撕脱骨折；长期重复地对不成熟骨骼的肌肉牵引，就会导致牵引性骨突炎。

（1）生长板损伤

生长板损伤的易感性在青少年生长发育快速增长时期尤为突出。在青春期快速增长时期，伴随着身体结构的变化，生长板的增长速率增加，导致生长板更厚、更脆弱，骨矿化可能落后于骨骼生长，更容易发生损伤。

运动损伤对骨骼和软组织均会产生影响，由于骨骼发育，运动损伤的影响可能会是进行性的，甚至永久性的。对人类骨骺比例的研究指出，在青春期，骨折的发生率增加。进行体力活动时，如果强度过大，或者动作不规范，或者准备活动不充分，都会引起运动损伤。具体来讲，骨骺生长板的损伤会造成双侧肢体不对称、角度畸形、关节力学结构改变，甚至造成残疾。

（2）非线性增长

正常的增长模式是非线性的，即身体各个部分（头、躯干、下肢）增长的不同会相应影响身体比例的增长。出生时，头和躯干对总身材的相对贡献最高，由儿童时期过渡到青春期后，其相对贡献会下降。

（3）体温调节能力

相对于成人，儿童、青少年在体温调节、热量散发和运动环境适应方面有所不足。

暴露在高温条件下，儿童、青少年会比成年人更快地从环境的对流、传导和辐射中获得热量。但适应环境进行运动的速度低于成年人。

儿童、青少年出汗能力比成年人低很多，这会减少他们因蒸发而散发热量的能力。

因此，在既定的活动下，相对于成人，孩子们将会产生更多的热量，但不太能够消散体内的多余热量。尤其是在天气炎热的环境下，如果孩子们没有喝足够的水以补充运动时或运动后的液体流失，他们很可能会脱水或中暑。

（4）成熟变异

实际年龄相同的儿童、青少年在生物的成熟状态上有很大的不同，个体成熟状态的差异会影响儿童和青少年的运动能力与损伤风险。

人们担心的是，在一些身体接触运动项目如足球中，早熟和晚熟男孩之间存在一种不平衡竞争，而在这些运动中会导致一系列的严重受伤。但是，目前青少年参加体育活动的分类仍然主要依赖于实际年龄，这可能会增加另一个层面的个体差异。例如，一项运动中的一个年龄组，12岁组，是按照12岁进行分类的，但是，12.9岁的孩子比12岁的孩子很可能更高、更重、更有力。因此，当孩子们按年龄分组时，变异与实际年龄有关，生物学角度的成熟状态上也有差异。国外研究表明，与体力活动相关的意外损伤率最高的人群是10~14岁的儿童、青少年，并且男生高于女生。

2. 认知行为不成熟

（1）认知方面

因自身身体素质水平较差，对运动的相关知识了解不够，运动前的准备活动不充分，不能够完全熟练掌握某项技术动作的正确要领、技术结构、技能特点，很容易造成运动损伤。心理上不够重视，也是引发运动损伤的一个原因。因此，身心两方面准备不充分都会造成损伤意外伤害事故。

青春期的青少年，大脑神经过程的兴奋和抑制不平衡，兴奋占主导优势并容易扩散，表现为活泼好动；加上缺乏技能经验，思想上容易产生麻痹大意，注意力不集中；冒失地尝试体育活动，活动中情绪急躁，急于求成达成目标，忽视循序渐进和量力而行的原则，也容易导致运动损伤意外伤害发生。思想上不够重视是引发青少年运动损伤的主要原因之一。

（2）行为方面

体育课上注意力分散、组织纪律性差；为了在比赛或游戏中获胜，有一部分学生违反运动规则，犯规伤人，这些不成熟的思想认识和行为都可造成运动损伤。

3. 活动水平选择错误

体力活动带来的健康益处随体力活动水平增加而增加。同时，伴随体力活动总量和强度的增加，运动损伤风险也在增加。强度适当的体力活动对人体的健康是有益的，中低强度的体力活动风险相对较低。但是，无论是优秀运动员还是一般人群，参加剧烈的运动或竞赛都会带来更大的风险。流行病学研究发现，有过运动损伤史的人在进行体力活动时再次发生损伤的风险较大。也有研究报告表明，体重或体脂百分比会对损伤率产生影响。Pollock 等发现，在开始跑步计划前体脂百分比高的个体在跑步中发生损伤的风险较高。另有报道认为，与正常体重相比，体重过重或过轻都会增加运动损伤发生的风险，损伤风险与体质呈"U"形关系。

青少年运动安全意识差，不遵守锻炼原则，急于完成"体育达标"或在比赛中一味追求好成绩，运动量过大，运动后放松做不到位，都容易造成损伤。还有一些学生是因为自身身体状况不良、心理素质较差、适应能力不强、过度疲劳导致身体机能下降、注意力不集中、缺乏自信心等，这些也是造成损伤的因素。

对于具体运动项目，青少年运动员由于年龄偏小，生长发育尚未完成，人体各种生理结构与功能尚不成熟，肌肉力量与协调控制能力尚未完善，正确的技术动作尚未建立，在运动技术的学习和掌握上不如成年运动员，运动负荷一旦过大、过强就容易产生偏差，造成运动损伤。

按照人体生理变化规律，当缺乏有效的运动，人体心肺机能水平降低时，有氧分解供能水平降低，可导致脑力工作者过早出现脑皮层供氧不足，注意力分散，思维迟钝等现象。耐力水平下降，就会降低对环境条件的适应能力，环境适应性不强的状况下进行体力活动，发生运动损伤的风险就会加大。

在加强青少年体力活动的同时，更要注意弱体质青少年的活动强度和活动量，避免发生损伤。有调查发现，致伤的主要原因是学生本身身体素质差和技术动作不准确。当学生身体素质水平不良时，肌肉力量和弹性就差，耐力和速度就不好，反应也会变迟钝，关节灵活性和稳定性也就差。如果在对技术动作不熟练以及动作要领没有掌握的情况下进行运动，很容易违反身体结构、机能特点和运动时的生物力学原理，从而发生运动损伤。

4. 家庭和社会环境因素

儿童和青少年运动损伤的发生值得学校、家长和社会各个层面进行反思。

从教育的角度，学生学业负担过重、学习时间过长、缺少锻炼时间、体力活动不足等现象的存在，导致学生体能严重下降，学生耐力、爆发力、速度、柔韧性等各项身体素质持续下降，容易发生运动损伤。

从家长的角度，部分家长对孩子体质、体能的发展重视不足，甚至可能认为孩子不生病就是健康，不重视体育锻炼对孩子身心发展的重要性。这也为日后进行体力活动发生损伤埋下了隐患。

从社会的角度，伴随现代生活节奏的加快和生活方式的改变，青少年身体素质和体能下降的现象普遍存在。外出靠汽车、上楼坐电梯，体力活动严重减少，运动量降低，体能也随之下降。

5. 其他风险因素

（1）运动前准备活动和运动后放松

随着青春期生长加快，青少年骨骼变长，柔韧性会降低，如果运动前准备活动不充分，神经和肌肉的兴奋性较低，则容易对较大的刺激反应迟钝。加之青少年肌肉、韧带的力量较小，身体协调性差，关节部位不够灵活，伸展性不够，导致青少年运动员很容易受伤。

运动结束之后没有及时放松，全身肌肉处于紧张状态，会增加再次进行活动时发生损伤的风险。

（2）运动场地环境

运动场地中的器材条件及保护装备是影响运动损伤的重要因素。如学校内学生活动场所没有及时得到扩充，场地、器材满足不了学生运动的需要，对现有的运动场地和器材维护不及时，会增加学生们运动损伤的风险。

学校应该具备针对运动项目的运动器材和保护措施，体育教师和家长应帮助青少年针对其所选择的运动项目使用合适的运动装备。

（3）其他因素

运动损伤和生活压力高度相关。学生们面临的升学压力、生活压力，都会间接引起他们在进行体力活动时的运动损伤。

国外有研究调查显示：左撇子是一个受伤的风险因素。因为在倾向于使用右手的环境里（如运动中使用的设备）或与神经发育相关的功能存在差异的情况下，左撇子的青少年受伤的风险可能会增加。同时，再度受伤率要比初次受伤率高很多。有过受伤史会明显增加运动损伤的风险。

运动比例、损伤类型、损伤部位和损伤严重程度与体力活动类型相关。对抗性的运动项目，损伤比例会更高。运动时的环境温湿度也是致伤的原因之一。

改变规则也会增加青少年运动损伤的风险。因此运动中为减少运动损伤，要遵循公平的竞争规则。

一些易被忽视的隐性病灶可能导致运动损伤。例如跟腱的周围发生炎症导致纤维部分坏死，症状不明显，只是局部有些酸痛，稍微运动后症状消失，如在这种情况下做负荷较大的运动，就容易使跟腱拉伤或断开。

在人的身体机能状况较差时进行体力活动，很容易发生运动损伤。因为这种状况下，人的肌肉力量会比较差，动作的准确性、协调性明显减弱，警觉性和注意力也会减退，动作反应变得更加迟钝。

四、运动损伤的常用处理方法

儿童、青少年作为一个特殊群体，他们对于新鲜事物充满渴望，且容易冲动。尤其是在特殊的年龄阶段，他们对于体育活动充满热情，并乐于在篮球、足球、羽毛球、乒乓球、轮滑、滑板等运动项目中释放活力。由于种种原因，青少年在体育活动中出现运动损伤的概率相较于其他群体更高。家庭康复是青少年处理运动损伤的重要环节。家长在发现运动损伤后，利用家庭常备急救箱，对患处进行处理，一方面能够有效应对轻微损伤，缓解孩子的痛苦；另一方面还能够为重大损伤做好预处理，避免二次伤害，为专业治疗争取时间。

家长在发现孩子出现运动损伤后，可以依据以下步骤进行应对处理：要求孩子立即停止运动，查看患处，确定损伤部位；采取相应措施，控制孩子的运动强度，有效保护患处，避免出现二次损伤；对伤口进行简单处理，通过冷敷、冰敷、喷洒镇痛喷雾等方式缓解疼痛，控制患处肿胀；对患处进行按压，保持患处清洁，并避免出现血液流通障碍；抬高患处到与心脏持平的位置，避免血液回流以及缓解肿胀现象；对于伤情严重的问题，在简单处理后，应及时拨打急救电话，以便进行专业处理。

在家庭康复中，针对不同的运动损伤所采用的处理方法也存在差异，家长通过对常见运动损伤的分析与处理，可以不断积累经验，形成更加科学、安全的护理方案，以促进孩子尽快康复。

1. 擦伤

针对擦伤情况，家长可以利用碘酊、碘伏进行擦拭，以做好杀菌处理，避免伤口感染；不可用酒精直接擦拭伤口，以免带来更大的疼痛。轻微擦伤通常不用包扎，保持伤口干燥，定期用药物擦拭，避免进水即可。如果擦伤严重，伤口中进入沙子、泥土等，应利用生理盐水进行清洗，清除伤口污染物，然后再利用碘酊、碘伏进行擦拭，根据患处严重程度可以使用创可贴，或者用无菌纱布进行简单包扎。对于运动中脚部磨出的水泡、血泡等，可以先用消毒针挑破，清除液体，再用药物进行擦拭处理。

2. 挫伤

针对运动中出现的软组织挫伤等情况，如果伤情不严重，家长可以选择外用药物进行调理，如用一些活血化瘀的药物进行敷贴，可缓解肿痛，促进伤情快速恢复和好转。对于严重伤情，使用外用药物进行调理的同时，需要口服镇痛、活血的药物，避免运动，待 24 小时之后做进一步处理。

3. 小腿抽筋

青少年在运动中最常见的损伤是小腿抽筋，腓肠肌的强直收缩导致腿部运动出现障碍。这是由于热身不充分，导致肌肉在剧烈的运动后出现强直收缩，或者在运动中大汗淋漓，体内盐分流失过多、肌肉舒张失调等所导致的。家长可以要求孩子平躺，抓住前脚掌，用力抻直，用外力牵引痉挛肌肉直至恢复正常；或者用毛巾进行热敷，指导孩子缓慢运动踝关节，轻微拉伸小腿肌肉，以缓解肌肉紧张，直至恢复正常。

4. 脱臼

在体育活动中，孩子对于运动强度缺乏控制，极容易出现脱臼现象，如腕关节脱臼、肩关节脱臼、手指脱臼、腭部脱臼等。一旦出现脱臼，家长应及时制止孩子继续运动，以减少患处活动，同时安抚孩子情绪，避免由于紧张、哭闹而出现二次损伤。如果是肩关节脱臼，家长可以将肘部弯曲，并用丝巾制作简易护肘，将手臂吊挂在胸前，避免出现剧烈运动，及时就医，进行肩关节复位，避免自己盲目托举、复位，以免出现关节错位。

5. 肌肉拉伤

肌肉拉伤是肌肉在运动中急剧收缩或过度牵拉引起的损伤，其表现主要为局部疼痛，用手能够触摸到索条状硬块，患处有肿胀、皮下出血等情况，活动明显受到限制。家长面对孩子肌肉拉伤，应该帮助孩子将肢体抬高，及时进行冷敷。如果疼痛难忍，并伴有严重肿胀，则可以用消炎止痛的药膏进行处理，并对患处进行包扎，48 小时内避免运动，并配合轻缓按揉以化瘀消肿。

6. 关节扭伤

青少年在运动中经常会出现腕关节、踝关节、髋关节扭伤等情况，这主要是由于运动强度过大、用力过猛，导致关节突然扭转，附着其上的韧带肌肉过度拉伸造成的。针对关节扭伤，家长首先要通过观察排除骨折情况，对于扭伤部位可以进行轻柔和缓的按摩，注意不要热敷。针对严重情况，可以利用约束带等控制关节处运动，并配合药物治疗以促进关节功能恢复。

7. 骨折

针对骨折情况，家长可以根据皮肤表面是否有伤口进行针对性处理。如果皮肤出现明显伤口，出现开放性骨折的情况，可以进行简单的消毒处理，并包扎、止血，避免出现骨髓炎；然后利用固定材料将骨折部位进行固定；及时拨打急救电话，寻求专业处理；骨折部位在搬运的过程中避免出现移动等情况，以期提高专业治疗效果。

8. 小结

运动安全教育： 应积极开发适应青少年特点的锻炼项目和健身方法，向学生宣传安全运动意识，建立和完善青少年运动损伤保险制度，为青少年体育锻炼提供科学指导。培养学生养成良好的体育锻炼的习惯，形成终身体育锻炼理念。要认真做好个人防护用具的管理，禁止穿不合适的服装和鞋子参加运动，做好运动损伤应急预案。学校要提供安全的运动环境，加强运动场地的基本建设，提高运动器材的质量，定期检查（特别是气候变化时）运动场地、体育器材，发现问题及时维修。

损伤预防、康复措施： 寻找确实有效的青少年运动伤害的预防措施，避免运动损伤事故的发生。同时还要加强对运动损伤的控制，制订科学的家庭康复措施，这些都是确保青少年运动安全的基本保障。在家庭护理中，家长应结合不同的运动损伤，制订相应的应急措施，从而减轻伤害，降低孩子的恐惧心理，在帮助其恢复身体健康的同时，也能够进一步强化其参与体育运动的热情，更好地促进青少年的健康成长。

参考文献

[1] 郭清 . 健康管理学 [M]. 北京：人民卫生出版社，2015.

[2] 陈大方 . 精准健康管理 [M]. 北京：北京大学医学出版社，2020.

[3] 中华人民共和国卫生部 . 中国国家标准化委员会 . 学生健康检查技术规范：GB/T26343-2010 [S/OL]. [2011-05-01].http: //www.ecphf.cn/School-health-standards/2011-08/884.htm.

[4] 于永晖，高嵘 . 体育素养研究 [J]. 首都体育学院学报，2017，29（6）：506-509.

[5] 杨敏，刘平清 . 关于高校开设体适能课的思考 [J]. 重庆科技学院学报，2006，12（3）：125-126.

[6] 杨桦 . 深化"阳光体育运动"，促进青少年体质健康 [J]. 北京体育大学学报，2011，34（1）：1-4.

[7] 托德·米勒 . 美国国家体能协会体能测试与评估指南 [M]. 高炳宏，杨涛，译 . 北京：人民邮电出版社，2019.

[8] 中国儿童青少年身体活动指南制作工作组 . 中国儿童青少年身体活动指南 [J]. 中国循证儿科杂志，2017，12（6）：401-409.

[9] 国家体育总局青少年体育司，国家体育总局体育科学研究所 . 儿童青少年科学健身指南 [M]. 北京：人民邮电出版社，2020.